感情脳の鍛え方

「優しすぎて損ばかり」がなくなる

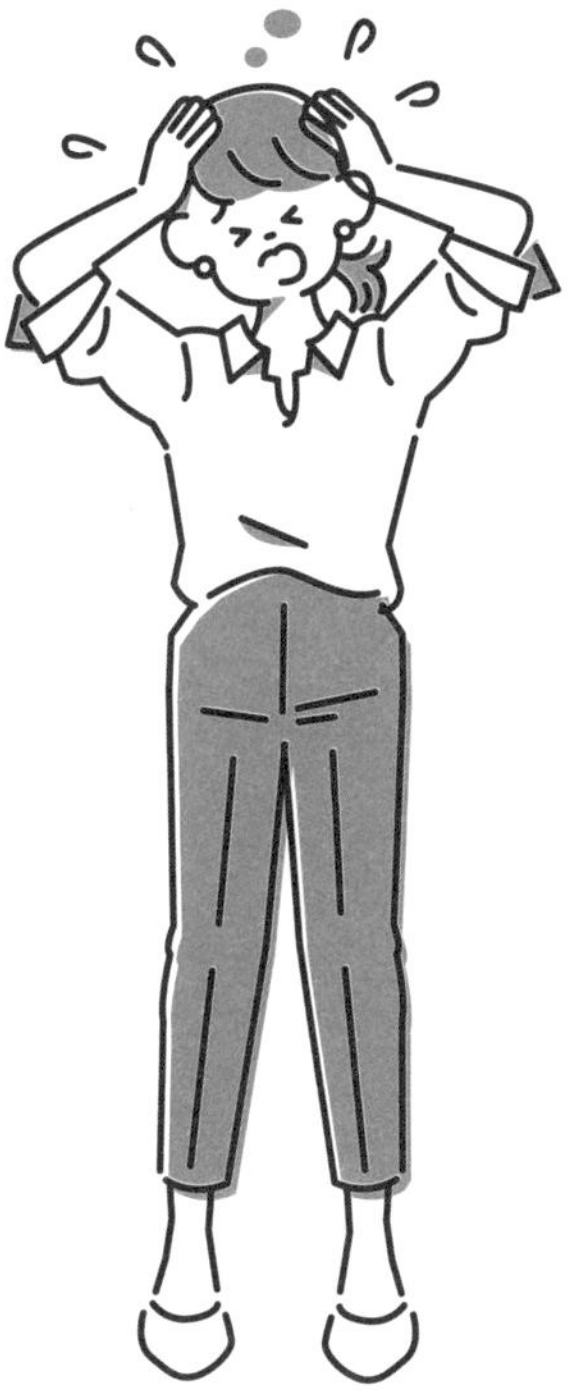

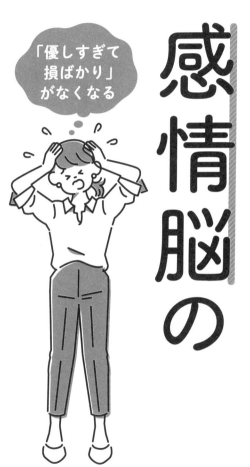

脳内科医／「脳の学校」代表
加藤俊徳

すばる舎

はじめに

自分で自分がどうしたいのかわからない！

自分はどうしてこんなにふわっとしてもどかしい性格なんだろう。

そんなふうに思ったことがないでしょうか。

つい周りをうかがってしまうとか、いつもグズグズ迷って行動できないとか、どうでもいいことに反発してしまうとか、肝心なときにどっちつかずの態度をとってあとで後悔するなんてことも。

これらは脳がつくり出している「自分がどうしたいのか、自分の気持ちがわからない」状態のときに起こりやすい現象です。

自分がどうしたいのかわからないと、自分を適切にコントロールできず、現実世界でうまくいかないことが多くなってしまいます。

この生きづらさを、「脳」を鍛えることで解消していくのが本書の目的です。

まずは自分の脳の状態を確認する必要があります。
次のチェックリストで自分に当てはまるものがいくつあるか数えてみてください。

□率先して人を誘わないけど誘われたら断れない
□面倒くさがり屋で特にやりたいこともない
□その場では平気だったのに、あとで怒りがわくことがある
□人の集まりでは人の目が気になって落ち着かない
□いつもなんとなく自信がなく、未知のことは怖く感じる
□ゲームやスマホなど、特定の作業に没頭しがち
□「どうしたい？」と意見を聞かれるとフリーズする
□普段忙しくて、自分のことをかまっている余裕がない
□将来のことを考えると、不安でたまらない
□他人に強くいわれると「それでいいよ」といってしまう

【チェックが0の人】

「自分のことがよくわかっている脳」の持ち主です。本書で自分と対極にある「自分の気持ちがよくわからない脳」の人について理解を深めましょう。

【チェックが1〜5の人】

「自分の気持ちがわからない脳」の傾向があります。周りと歩調を合わせるため表面上は良好ですが、仕事でも人間関係でもストレスをためがちです。

【チェックが5〜10の人】

「自分の気持ちがわからない脳」です。無意識に自分より周りを優先しすぎており、「ノー」がいえません。環境によっては他者に利用されやすくなります。

いろんなことがうまくいかない悩みの原因

いかがでしたでしょうか。チェックが多い人ほど、自分をうまくコントロールできず、他者の都合で動かされやすくなります。

実際、人当たりがよくて、ぱっと見で嫌われそうな要素もないのに、仕事や人間関係で悩みが絶えず自信をなくしてクリニックを訪れる方がいます。

「適職がわからないから知りたい」とか「コミュニケーションがうまくいかない」、「この先の自分のことが不安」など、クリニックを訪れる目的はいろいろですが、多くの場合そうした悩みごとは表面的なものにすぎず、そもそも「自分のことがわかっていない」という問題を抱えている方が少なくありません。

これは脳画像で診断することが可能で、ＭＲＩ（エムアールアイ）を用いた加藤式脳画像診断法で脳を見てみると、脳のなかで「自分の気持ち（自己感情）」を生成する部分が未発達だということがわかるのです。


自分の気持ちが生成されにくいと、楽しいと思えることが少なかったり、気が進まないことをなんとなく受け入れていたり、自分の人生なのに自分がコントロールできていない部分が多くなります。

いろんなことがうまくいかない根底に、脳の状態のせいで「自分がどうしたいのかわからない↓考えがまとまらない↓気持ちに一致した行動が起こせない」という現象があるのです。

普段の生活で、自分に関心をもつヒマがないのかも？

こうしたことは、知的水準と直接的な関係はありません。

高学歴の人にも、自分の気持ちがわからない人はたくさんいます。

人によって脳の発達に偏りがあるのは当然のことで、普段の生活のなかで、よく使う部分はよく発達し、あまり使っていない部分は発達が遅れるのです。

職業でいえば、弁護士であったり、介護職の方、主婦の方など、自分のこと以上に熱心に人のお世話をしている人に、自己感情が育ちにくい傾向があります。

立場上、自分がどうしたいかではなく、人がどうしたいかを考えている時間が圧倒的に長いからです。

医療業界の人たちも、人を助けるという仕組みの中で育てられているので、いざというときも限界まで社会や患者さんに尽くそうとする人は多いでしょう。

とはいえ、「自分の気持ちがわからない」というのは、脳のクセによるもので、生活に変化を起こすことで改善させることが可能です。

自分の気持ちが明確になれば、気持ちと行動の不一致が減ってきます。

そうすれば、自分が悩みだと思っていることのいくつかは自然と解消され、漠然とした生きづらさも緩和されます。

自分にとって、より満足度の高い毎日がおくれるようになるのです。

簡単なコツで、「脳のクセ」は変えられる

本書では、「気持ち」とは何か、どうやって自分の気持ちが生成されるのか、そして自分の気持ちが明確になりやすいトレーニングなどを、お伝えしていきます。

難しいことはありません。

脳はとても柔軟なので、自分が変わりたいと思えば、ちょっとした工夫でいつだって変えていけるのです。

私はこれまで「脳番地《のうばんち》」の提唱者として、脳を鍛えるためのさまざまな提案をし

てきました。脳番地とは、脳のどの部分がどのような働きをしているのか、機能ごとに名前をつけたものです。

そのなかで私たちの行動にとくに影響力が強いのが、「思考系脳番地」、「視覚系脳番地」、「聴覚系脳番地」、「理解系脳番地」、「伝達系脳番地」、「運動系脳番地」、「記憶系脳番地」、「感情系脳番地」の8つです。

本書ではとりわけ「感情系脳番地」を中心に、自分の気持ちの育て方を解説していきます。

気持ちに形はありませんが、気持ちを生み出す脳には実体があります。

脳を「自分の気持ちがわかる」ように鍛えることで、私たちの生き方はガラリと変わります。

それでは、早速中身に入っていきましょう！

「優しすぎて損ばかり」がなくなる 感情脳の鍛え方　もくじ

第1章 4人に1人は自分の気持ちがわからない

第2章 なぜかうまくいかないのは脳のせい！

第3章 同調グセをやめるとラクになる

第4章

「自己感情」を高める簡単なコツ

第5章 主体性を取り戻すための生活習慣

デザイン　菊池 祐
イラスト　クリモトミカ

第1章

4人に1人は 自分の気持ちがわからない

「自分の気持ちがわからない脳」とは？

いろんなことがうまくいかないのはなぜ？

私は長いあいだ脳の研究をしてきて、いろんな人にお会いしてきました。そのなかで、次のようなお悩みを聞くことがよくあります。

「自分の適職がわからなくて、転職ばかりしています。何が向いているのか教えてください」

「そろそろ結婚したいのですが、好きな人どころか友達もいないです。何がいけないんでしょうか」

「最近、管理職になったのですが、自分勝手な部下に厳しい態度をとれません。厳しくするってどうやればいいんでしょうか」

「人付き合いがすごく疲れます。嫌われているわけではないのですが……」


こうした相談にいらっしゃるのは、30代以上の方々が比較的多いです。

若いときは経験の浅さからあまり気にならなかったことが、年齢を重ねるうちに悩みとして浮上してきたり、立場の変化によって突然悩みが生じたりするのです。

これらは一見バラバラの悩みのように見えますが、根本的な原因は共通していま す。

その原因とは、「自分の気持ちが自分でわかっていない」ということです。

自分がどうしたいのかわからないから、適切な行動に結びつかないのです。

「なんとなくの自分」でも生きてはいけるけど……

「自分の気持ちが自分でわからない」といわれても、ピンとこない人もいると思います。これは、何も思わず、何も考えないという意味ではありません。

日々の生活は、自分の気持ちがわからなくとも成り立つ場面が数多くあります。

たとえば、自宅の部屋でゴロゴロしているときは、どんな気持ちでしょうか。

「ゆっくり休めてよかった」という明確な気持ちがある場合もあれば、「ただなんとなく」ということもあるでしょう。

「ただなんとなく」ゴロゴロしている人が何も感じていないわけではないのですが、これといった具体的な「気持ち」は思い浮かんでいません。

私たちは、「自分の気持ちをはっきりさせなくても、不利益を被ることがない」のであれば、「なんとなく」でも生きていけるのです。


むしろ、選択肢がないほうがストレスがかからずラクなために、「どっちでもいい」と他人に判断をゆだねたり、「どうでもいい、面倒くさい」と自発的な行動を避けることを好むことも少なくありません。

とくに仕事においては、事務処理や電話の取次ぎ、苦情の対応など、上司の指示にしたがったり、お客様へのサービスを主体とする場面など、自分の気持ちがむしろ邪魔になる場合もあります。

ところが、人生においてこの「なんとなく」生きてきた期間が多い人が、もともとあった悩みがもっと大きくなって、ある日「自分はなんとなく生きてきたのではなく、生きずらさを日々感じていたんだ」とようやく気がつき、脳画像診断外来に訪れることが後を絶たないのです。

「なんとなく」生きていると生きづらくなる

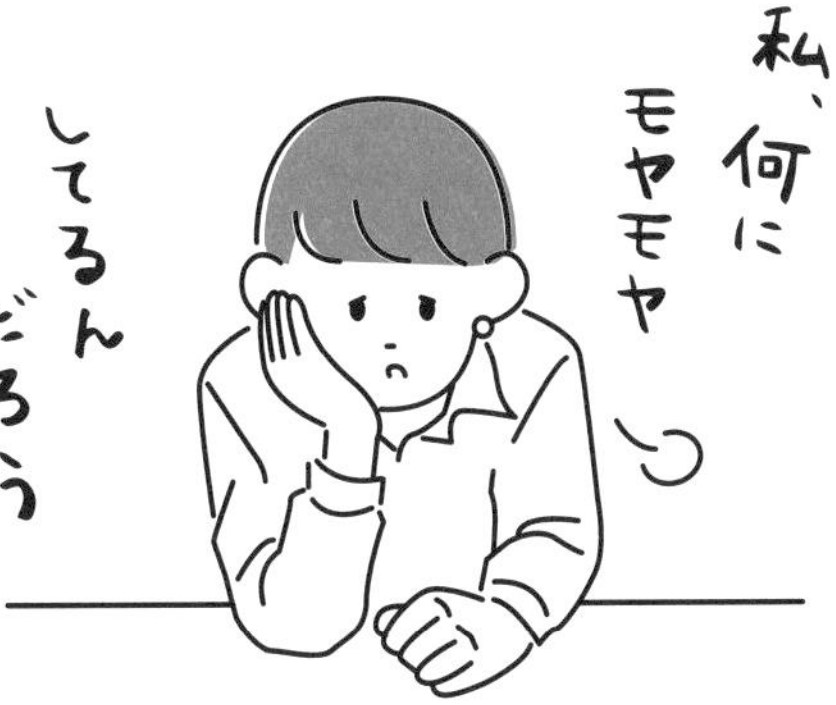

心理的孤立感を抱えやすくなってしまう

人間関係では、自分の気持ちを自覚する力が弱いほど息苦しさを感じやすいです。

他人から指示されたことや他人の思惑を押し付けられることが日々起こると、自分では何も決められない人や、自分の気持ちがわいてこない人は、仕事ができないわけではないのに、どんどん組織の中で心理的な孤立感を高めていってしまいます。

これが、自分の気持ちがわからない人の生きずらさを生み出します。


人間は、いつでも自分の気持ちを100％自覚して、それを把握できているわけではありません。状況によって、30％くらいは認識できたり、70％くらいの認識であったりなどさまざまです。


理不尽なことがあったときに、すぐに抗議したり、相手と話し合おうとするのは、自分の気持ちをよく認識できている人です。でも、モヤモヤしつつもなんとなく受け入れてしまう人は、自分の気持ちの自覚レベルが低いことが多いです。

大人で、この「自分の気持ちがわからない」脳の状態のせいで悩みが生じている人は、4人に1人程度はいます。決して少なくはないのです。

身体反応と自分の気持ちは別物

周りの影響を受けすぎるとストレスに

自分の気持ちを認識しにくい人の代表的な症状は、「他人にすごく影響される」、「周りの環境に動かされる」ことです。

「自分はこうしたい」という気持ちがはっきりしている人は、周りの雑音なんか気にせず自分のことに集中しやすいのですが、自分の気持ちを認識しにくい人は周りのことや人にいやでも関心が向きます。

そのため、良くも悪くも大きく周りの影響を受けてしまうのです。

周囲で起こることが自分にとって都合のいいことばかりならいいですが、実際にはそんなことはありません。

たとえば、友達に週末おいしいランチを食べに行こうと誘われ、楽しい時間を過ごせるのならよいですが、彼氏や仕事の愚痴を長々と2時間も一方的に話され、ストレスのはけ口とされてしまうこともあるでしょう。また、上司の仕事のイライラを察し、ビクビクしながら仕事をするなんてこともあるのではないでしょうか？

嫌な影響を無防備に受け入れてしまい、過度に「周りの人の都合で振り回される」とか、「周りで起こることにイライラする」という人は、自分の気持ちがわからない裏返しともいえます。

こうした傾向は、日々、地味に積もり積もって大きなストレスになります。

瞬間的な「喜怒哀楽」は身体の反応

脳には、その場所ごとに、さまざまな異なる機能があります。

私は機能で区分したそれぞれの場所を、「脳番地」と呼んでいます。脳番地はたくさんあるのですが、そのなかで主だったものは8つです（左ページ参照）。

自分の気持ちがよくわからず、仕事や人間関係でストレスを抱えやすい人は、脳

主だった8つの脳番地の働きを見てみよう

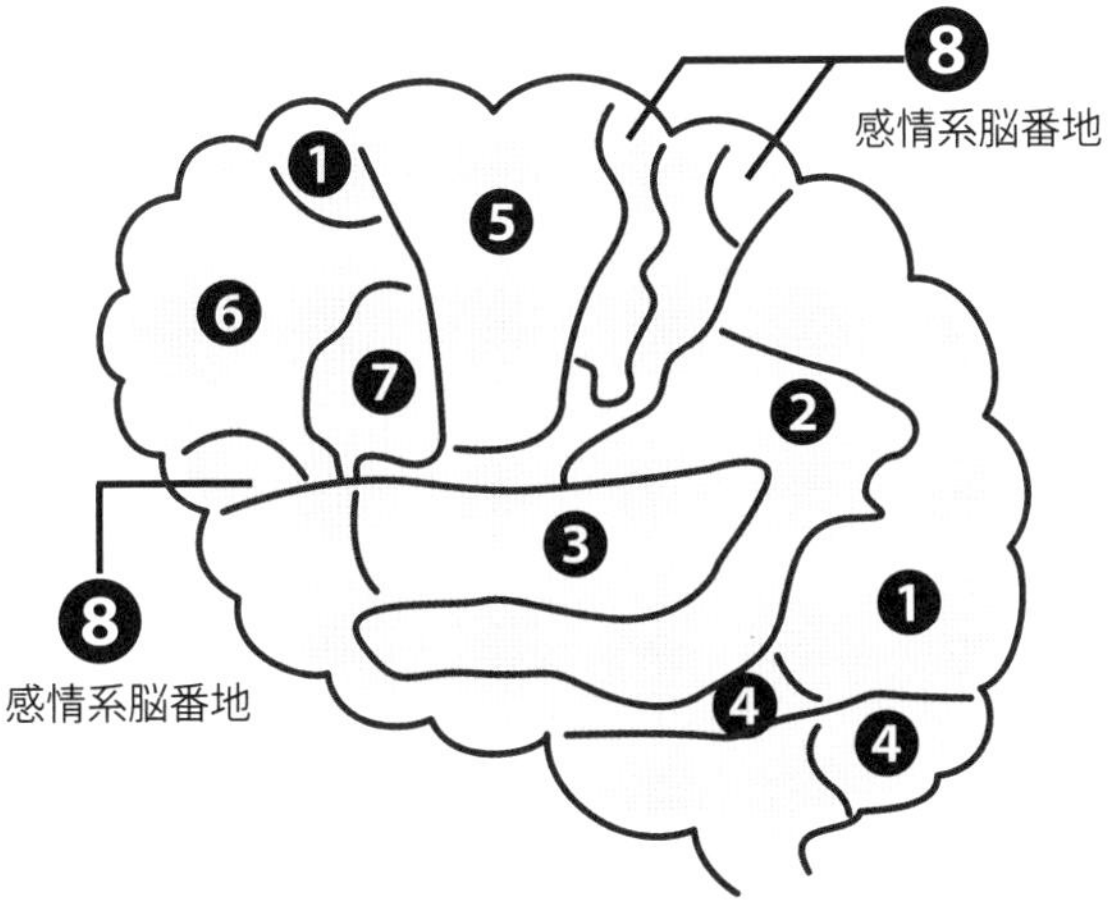

❶視覚系脳番地……見る、動きを捉える、見分ける

❷理解系脳番地……情報を理解し、自分の知識にする

❸聴覚系脳番地……聞き取る、聞き分ける

❹記憶系脳番地……覚える、忘れない、思い出す

❺運動系脳番地……身体を動かすこと全般

❻思考系脳番地……考える、決断する、計画する、創造する

❼伝達系脳番地……話すことを始め、伝えること全般

❽感情系脳番地……喜怒哀楽の表現、感情のコントロール、人の感情を察する

のなかでも、とくに「感情系脳番地」というところの働きが低下しています。

感情系脳番地は「気持ち」を生み出す機能と、生命維持のために自律神経を介した「身体反応」の両方に関与しています。


たとえば、赤ちゃんに軽い麻酔をかけて眠らせても、一定の時間で必ず目覚めミルクを求めて泣きますが、これは生命維持のための身体反応です。

赤ちゃんは「おなかが空いた」と思って泣いているのではなく、脳の自動的な仕組みによって目覚めるのです。

また、感情系脳番地には、情動（不安や怒り、喜びなどの急激な感情のこと）を司る「扁桃体」という器官が含まれています。瞬間的にわきおこる喜怒哀楽などの「感情」にも、扁桃体が関わり「身体反応」を引き起こします。

この扁桃体が興奮しやすい人ほどちょっとした刺激でもすぐに不安を感じます。

すると、心拍や呼吸が速くなったり、血圧が上昇したりと、自律神経による反応が起こります。

五感から得た刺激が心地よいときに生じる「快感情」、嫌悪感があるときに生じる「不快感情」も、身体反応に含まれます。

気持ちは「言葉」で自覚しないと認識しづらい

「気持ち」を生み出す機能は、「身体反応」の経験を積み重ねて生まれるものと、自分自身の思考や理解、記憶などが合わさって生成されるものがあります。

前者は、たとえば、電車内で他人に足を踏まれて「痛い」と感じるようなケース。これは皮膚からの知覚によって引き起こされる身体反応です。その後、電車内でしばしば足を踏まれたりすると、「もう電車は嫌だ」という「気持ち」が生まれてきます。

このように身体反応（感情経験）が積み重なると、記憶として定着して「気持ち」として自覚できるようになります。つまり、「気持ち」と「身体反応」は相互に関係しあって、感情を生み出しています。

そして後者は、感情系脳番地と他の脳番地が関わり合って生成していきます。

たとえば、アルバムを見て「懐かしい写真だなあ」と思った場合、視覚系（目からの情報をインプットする機能）、記憶系（覚えたり思い出したりする機能）と、感情系の脳番地が連携しています。

また、「あのお笑い芸人の話は面白くて笑ってしまう」と思ったときは、聴覚系（耳からの情報をインプットする機能）、理解系（内容の詳細がわかる機能）と感情系の脳番地が連携しています。

このように感情系脳番地が他の脳番地とともに働くことで、

「現実に起こっていることを、どう受け止めるか」

「次に何をしたいか」

「自分は何に興味があるのか」

といった気持ちが脳で明確になります。

このような「自発的で人間らしい高度な心情」は、必ずしも自動的にわいてくるとは限らないので、明確になりやすい人、なりにくい人といった個人差が「脳の働き方の差」によって生じます。

自分の気持ちが生まれる仕組みは「感情の言語化」

感情系脳番地の役割とは?

脳番地は、それぞれ脳の左右にあり機能を分担しています。

右脳には主に「外部からの情報を受け取る機能」があります。

たとえば、そよ風が吹いていると情報を受けとったり、手の感覚から粘つきのあるものを触っている情報を得たりします。

そして「右脳の感情系脳番地」には、外部からの刺激を受けて「他人の感情を認識する」役割があります。

人の感情は、ジェスチャーや声、表情など、表面に出ることが多いので察することが可能です。「あの人は口では平気だといっていても、本当は根にもっていそうだ」

と察することができるのは、この機能があるからです。

一方、左脳の感情系脳番地の役割は「自分の気持ち（自己感情）を生成すること」です。こちらが、本書のテーマになります。

左脳の感情系脳番地は、「自分は何が好き、嫌い」というような気持ち（自己感情）を生み出します。前頭葉と連携して自分の気持ちを具体的に「言語化」していくため、「自分は〇〇したい」というように行動につながりやすいです。

これらをまとめると、次のようになります。

◎右脳の感情系脳番地　↓　「あの人はこう感じている」など、他者の気持ちを察する。

◎左脳の感情系脳番地　↓　「自分は何が好き、嫌い」というような気持ち（自己感情）を生み出す。

ぼやっとした感情が左脳で言語化される

「自分の気持ち」の生成を担っているのは、左脳の感情系脳番地です。受け身で感じるのではなく、自発的に、はっきりとした感情を生み出す役割をします。

では、左脳の感情系脳番地は、どういう仕組みで「自分の気持ち」を生み出すのでしょうか。

その材料の核になるのは、「ぼやっとした感情」です。

多くの場合、なんとなく感じたことや、快感情、もしくは不快感情が、左脳の感情系脳番地を介して「言語化」されることで、明確な「自分の気持ち」になるのです。

自己感情が言語化されることで、自分の気持ちを自覚できるので、自己感情の認識が高まります。

私たちは日々膨大な刺激を受けて、いろんなことを感じていますが、左脳で言語化されて「自分の気持ち」として認識されているのは、そのなかのほんの一部だけです。

強烈な印象を残すような出来事があれば、「面白い、もっと見たい」とか「苦しい、逃げたい」のように、誰でも一発で言語化できます。

極端な話、生きるか死ぬかという状況に追い込まれれば、ほとんどの人は自分がどうしたいのか（というか、どうせざるを得ないか）をすぐに言語化できるのです。

そうでない場合には、インプットが何度も繰り返されることで言語化されやすくなります。

たとえば、「旅行に行くのが好き（快感情）」という気持ちも、何度も旅行に行って楽しい経験をすることで「好き」と言語化されていきます。

そうはいっても「言語化なんてした覚えがない」という人もいるでしょう。

しかし、頭のなかで言語化がすんでいない気持ちは、発言したり、文章にしたり、行動に移したりはできません。言語化されているから、「自分はこう思っている」と気づくことができるのです。

いろんな経験をすることで感情脳は発達する

脳のなかでも大量のインプットが必要な場所

脳は私たちがさまざまインプット（経験）をすることによって発達していきます。

運動系脳番地は、身体をよく動かすほど、動かした部分と脳の連絡がスムーズになり、よりラクに素早く動かせるようになります。

理解系脳番地は、多くの情報を得るほど、スムーズに物事を理解できるようになります。

感情系脳番地も、映画を見て高揚したり、他者との付き合いで喜んだり悲しんだりといったように、外部からの刺激を受けて成長していきます。

しかし、その際に、他の脳番地に比べると格段に多くのインプットを必要としま

脳の成熟度は枝ぶりでわかる

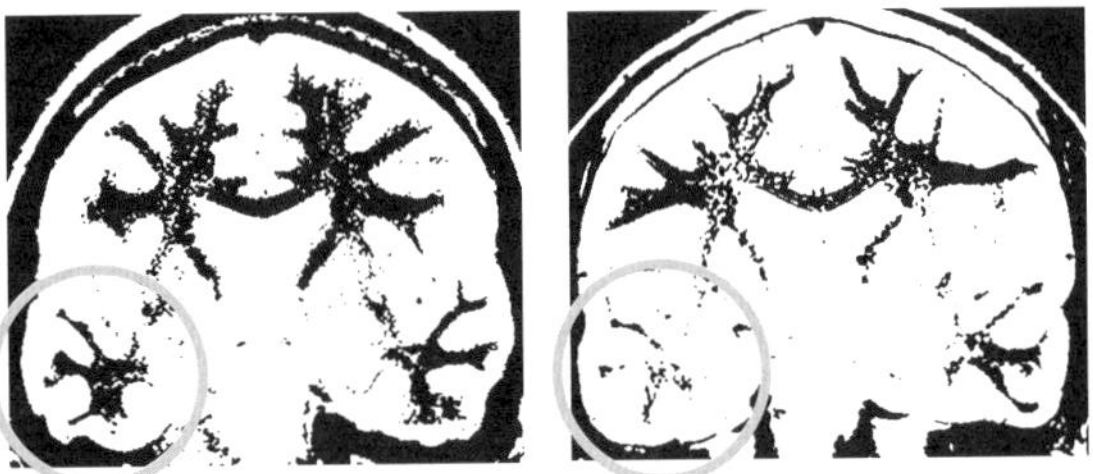

感情系が十分に発達しており、枝振りがくっきり黒い

発達が未熟だと、枝振りが白っぽくなってしまう

す。感情系脳番地は脳のなかでも、もともと発達しづらい場所なのです。

イメージでいえば100の経験に対して、1成長するかどうかというところです。

経験によって周辺の脳番地とのつながり方が変わる

上の二つの脳画像を見てください。

これは、左脳・右脳の扁桃体を通過する冠状断像（頭頂から下に向かう垂直断面）です。

それぞれ、丸で囲んでいる部分が「気持ち」を生み出す左脳の感情系脳番地です。

右の画像では枝ぶりが白っぽく、左の画

像では黒くはっきりと映っています。

　黒く描出されるほどよく発達していることを表し、白く描出されるほど未熟であることを表します（脳の枝ぶりは筆者の国際特許になっています）。

　感情系脳番地の中枢である左右それぞれの扁桃体は、その周囲の領域を脳の枝ぶりを介して、他の７つの脳番地とさまざまなネットワーク（回路）でつないでいます。

　脳においては、日頃よく使う回路はより発達し、滅多に使わない回路は衰えていくので、これまでどのような経験をしてきたかで、発達した枝ぶりも未発達の脳の枝ぶりもあります。

　ここまで述べてきた「自分の気持ちがわからない」脳は、左脳の感情系脳番地の周囲が未熟である特性を備えている場合がほとんどです。

人から学ぶことが最初のステップになる

最初は大人が察して教えてくれる

感情系脳番地はさまざまな経験（インプット）をすることで成長してきますが、そのなかには、「人に気持ちを教えてもらう」ことも含まれます。

人間が本能的な欲求以外で、複雑な心情を持ち始めるのは、言葉を話せるようになる4歳ごろからだといわれています。

たとえば、公園などで同じくらいの年の子の周りをウロウロしている子どもがときどきいますが、こういう子に、「〝一緒に遊ぼう〟っていえばいいんだよ」と教えてあげると、その子はうまく話しかけて一緒に遊ぶようになります。

これは、大人が子どもの気持ちを察して言語化してあげたことで、子どもが自分の気持ちに一致する行動をとれたということです。

子どものころはまだ脳が育っていないので、人に教えられたり、周りの人たちの感情表現を何度も見ることで、「気持ちの言語化」を学習していきます。

幼い子どもは、まだ言葉がちゃんと話せなくても、「ください」や「ありがとう」のジェスチャーを教えてもらって活用します。

人が発する表現をたくさんストックしておくと、自分の気持ちや自分が伝えたいこととピッタリ合うものが見つかりやすくなります。

子どものころにリーダーシップをとっている子は、周りの子どもたちに比べて自分の気持ちを言語化する能力が高いことがわかっています。

「気持ち」に合った振る舞い方を選べるようになろう

本能的な欲求とは異なり人間の高度な気持ちは、もともとの感受性だけでなく、「後付けで学んでいく」部分も非常に大きいです。子どものころはだれもが自分の

「気持ち」に合った振る舞いを身につける

STEP ①

周りの感情表現を見て
どういうときに
どう振る舞うのかの
基本的な型を学ぶ

STEP ②

型が通用しない場合は、
どう振る舞うのが
心情的に自然なのか
筋道を立てて考える

自分の気持ちに合った振る舞い方を身につけていくと、脳も鍛えられる

気持ちにうとく、大人になる過程で少しずつ育っていきます。

一方で、子どものころから、「自分の気持ちに一致した行動をとる」という経験量が多いと、左脳の感情系脳番地が鍛えられて自分の気持ちが明確になりやすいです。

これが脳の不思議なところで、「脳が発達しているから気持ちと一致する行動がとれる」だけでなく、「気持ちと一致した行動がとれたから脳が発達する」という逆方向の流れもあります。

だから、「やっているうちにたまたまできた」という経験も、「学習してできるようになった」という経験も、どちらも脳の成長には必要です。

もちろん、ある程度成長してからも、学習していくことは可能です。「こういうことをされたら普通は怒るものだ」と知識として知っていれば（あるいは筋道を立てて考えられれば）、ちゃんと怒ることができます。

しかし、「腹立たしいけれど、そう思う自分がおかしいのかも」と考えてしまうと、怒りづらくなります。気持ちと振る舞いが乖離してしまうのです。

振る舞い方はは知識や価値観に左右されやすいため、いろんな人を見ている人のほうが、自分がストレスを感じにくい振る舞いを選びやすくなります。

また、大人の場合は、置かれる立場が多様化し、気持ちも複雑になっていくので、自分で「考える」訓練をしていかないと言語化が難しい場面も出てきます。

その意味では、「自分はどうしたいのか」ということを、考えざるを得ないような厳しい環境に置かれている人ほど鍛えられていきます。

気づきたくない気持ちは抑圧されてしまうことも

ただし、愉快な気持ちならともかく、イヤな気持ちに関しては、気づいてしまうとかえって不利益につながることもあります。

たとえば、スポーツ選手は、自分の感情を読まれないように、勝負所ではとくにポーカーフェイスに徹しようとします。

野球のピッチャーなんかは、「これをしくじったら負ける、ホームラン打たれるかも」と思うと、少し球威が落ちるといわれます。

感情が動いてしまうと、筋肉や行動に影響するのです。

また、気持ちの生成では、快・不快の感情だけでなく、これまでに蓄えた知識や経験、つまり「記憶」も材料の一部になります。

トラウマなどはその最たるものです。嫌いだった人に声が似ている人がいると、無条件にイライラしてして、ペースを乱されるなどです。

ですから、自分の気持ちが言語化されていても、あえて抑圧している人もたくさんいます（現実には、抑圧はしきれないので、言動の端々にその影響が出てくるわけです）。

COLUMN

気持ちを押し殺すと脳のクセに表れる？

パートナーの不倫に悩む40代の女性の話です。

日頃自分の気持ちが明確になりにくい人でも、パートナーが不倫するような事態に追い込まれると、強烈な不快感情がわき、気持ちが言語化されやすくなります。

けれども多くの人は、大きな怒りと、「自分に問題があったのかもしれない」という懺悔感と、「だからといって、今後自分がどうすればいいのかわからない」という混乱のなかで、気持ちを押し殺そうとします。

まともに向き合ってしまうと、冷静ではいられないからです（パートナーやその向こうにいる浮気相手の動向に敏感にならざるを得ないので、そちらに気をとられてしまう部分もあります）。

ところが、気持ちを押し殺すのはそう簡単ではありません。

「子どものことを第一に」と、親としての使命感に昇華させようとしても、本当の気持ちを子どもの問題にすり替えて自分を保っているにすぎないのです。

この女性の場合は、職場でてきめんに影響が出てしまい、同僚に何かいわれるたびに、「でも」「だって」という反論の言葉を口走るようになりました。

あまりにもパートナーの不倫について悩む時間が長すぎて、頭のなかで頻繁に使う「でも」「だって」が、がリアルな世界でも口をついて出てきてしまうのです。

脳のクセになってしまうと、不倫のことを考えていなくても、仕事に集中していても、関係ありません。

離婚裁判が泥沼化するのは、こうして押し殺していた感情を露出するのが原因の一つと言われます。弁護士さんが話してみると、浮気されたほうには、ものすごく大きな怒りがあるのです。

第2章

なぜかうまくいかないのは脳のせい！

01

気がつけば周りに合わせてばかり

人のことには敏感、自分のことには鈍感

自分の気持ちがよくわからない人は、周りの影響を受けやすいという話をしました。こういう人たちに多い傾向として、「他人のことがやたら目につく」ということがあります。

「自分は今どうしたいのか」がわからないので、自然と他者の行動や考えを参考にしようとするからです。

ふだんから周りのことに気を取られがちで、自己の気持ちにはうといのに、他人の感情は敏感に察します。そのために共感力が高めで、「周りの人が気分を害さないように」「周りの人に合わせて」行動します。

「みんなが行かないなら、自分も行かない」とか、「親が喜ぶから家業を継ぐ」というように、周りの人がどう思っているかによって、考えや行動が変わりやすくなるのです。

このとき、自分のなかに不快感情がなければいいのですが、本当は気が進まない場合は「気持ちと行動の不一致」が生じ、ストレスになります。

「自己肯定感」が低くなる理由

こうしたことを脳の発達の面からいうと、左脳の感情系脳番地（自己感情）が弱い人ほど、右脳の感情系脳番地（他者感情）が発達しているというケースが非常に多いです。

自分のことがわからない人ほど、他人のことを察する力が強くなるということです。

そして、右脳側の発達度合いと左脳側の発達度合いのギャップが大きい人ほど、自分の気持ちがわかりにくくなるのです。

よく耳にする「自己肯定感が低い」ということも、このギャップが大きいほど、起こりやすくなっている現象です。

自分がどうしたいかより、他人がどう思うかに関心が向いているため、自分の気持ちより他人の感情を害さないことが価値が高いと認識してしまいます。

記憶があいまいで自分の話ができない？

こういうタイプの人は、会話をしてみるとわかることが結構多いです。

コミュニケーションでは、普通はある程度は自分に関することを話すものですが、自分以外のことばかり話しているからです。

たとえば、「昨日、営業部のA子は、彼氏と喧嘩したらしいよ」とか「友達のF君が、有名企業の取締役になったの、すごいよね！」など。

親しくない間柄の場合に警戒心から自分のことを話さない人もいますが、「自分のことがわからない人」の場合は、このように「自分以外の人の話をする人」がか

自分のことなのにスッと思い出せない

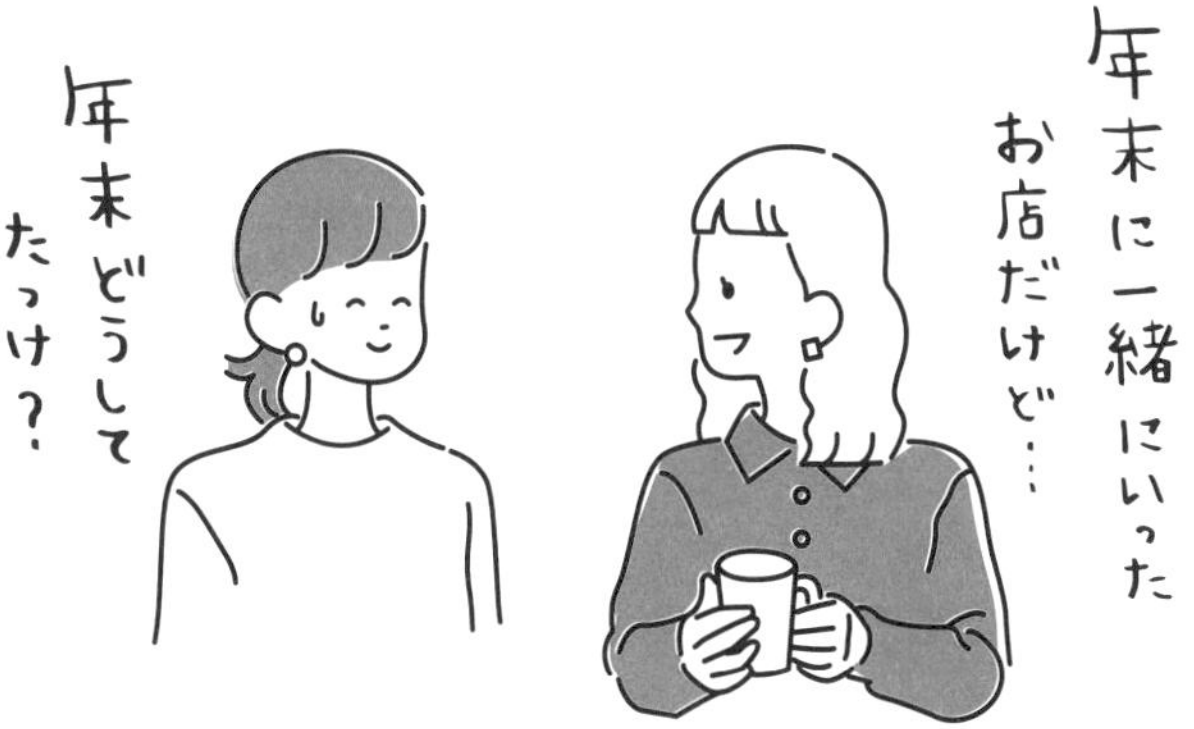
年末に一緒にいったお店だけど…
年末どうしてたっけ？

なりいます。

こういう人は、周りのことはよく見ているので話せるのですが、自分のことは振り返る機会があまりないので、意識しないとネタが思いつきません。

一緒に出かけても、後日「この前どこどこに行ったよね」という話題が出ないことが多いです。

自分に関する記憶があやふやになりがちで、個人的なことを聞かれると、自分のことなのに「ええと、どうだっけ？」と少し考えてしまうこともあります。

自分の気持ちがわからないと、「自分のこと」自体への認識も薄くなりがちです。

自分で自分のことがわかっていない状態を

「自己認識が弱い」と言います。

どこかの段階で、人に指摘されたり、自分で気づいたりして、意識して自分の話をするように心がける人もいます。

そういう人は「自分」に関心をもつトレーニングになるので、だんだんと自分の気持ちに気づきやすくなっていきます。

02

自己感情と他者感情の認識のギャップが原因

脳は得意なことに集中したがる

誤解してほしくないのは、「他人の感情を察する力」は、決して悪いものではないということです。

必ずしも「周囲への感度が高すぎる」から、自分の気持ちがわからないのではありません。他者の気持ちを察しながらも、自分の気持ちもはっきり自覚できる、バランスのとれた人も、世の中にはたくさんいます。

右脳の感情系の発達が標準程度でも、左脳の感情系の発達が極端に弱いと、この「落差」によって、自分の気持ちがわからなくなるのです。

なぜなら、人間の脳は自分が得意なことをやりたがるからです。

苦手なこと（経験量が少なくて脳に回路ができていないこと）をしようとすると、脳は大量のエネルギーを必要とするうえ、働きも鈍くなります。

その点、得意なことなら少ないエネルギーでも脳がよく働いてラクなのです。

つまり、右脳側と左脳側で発達の落差が大きい場合、脳は自分のことより周りのことを認知するほうがラクだから、自然とそちらに注力してしまうのです。

落差を小さくしていければ、気持ちと行動を一致させていきやすくなります。

問題は、悩んでいる人の多くは、自分ではその落差に気づくことができないことです。

数学が苦手な人は数学の問題がなかなか解けないから「苦手」だと自覚できますが、ふだん自分の気持ちを生み出していない人には「自分の気持ちがわかっていない」ことを自覚するチャンスはありません。

本質的な問題が、人間関係が苦手とか、活動的になれないとか、わかりやすい悩みの陰に隠れてしまっているのです。

自分の気持ちがわからない人の4つのタイプ

自分の気持ちに気づきにくい人のタイプを整理すると、4つに分けられ、57ページの図のようになります。

大多数の人は、左脳感情（自分の気持ち）より右脳感情（周りへの感度）のほうが発達していますが、その落差の大きさはノーマルレンジの幅に収まっています。

しかし、発達の落差が大きいと、その落差によってどちらか片方、あるいは両方がノーマルレンジからはみでます。

その場合、自分の感情に気づきにくくなります。

また、落差が少なくても、両方がノーマルレンジを下回れば、やはり自分の気持ちにうとくなります。

それでは、一つずつ見ていきましょう。

①右脳感情がノーマルレンジを上回り、左脳感情がノーマルレンジの範囲のタイプ
すぐに周りのことに気をとられて、物事が手につかなくなります。周りに過敏になるがゆえに集中力を欠き、ストレスをためがちです。

また、他人のすることに触発されてイライラし、何かにつけ批判的になる傾向もあります。

人間関係における自分の「立ち位置」を客観的に把握するのが苦手です。

②右脳感情がノーマルレンジの範囲で、左脳感情がノーマルレンジを下回るタイプ
主体性に乏しく、周りの空気を察して、周りに合わせて行動します。

主に視覚情報をベースに周りと調和する行動をとるため、周りをいつも気にしています。人の目をとても気にするタイプで、気持ちがやさしすぎて、周りに振り回されがちな人が多いです。

（人目が過度に気になる人は周囲への感度が偏りやすくなります。注意欠陥障害〔ADD〕の傾向のある人もこのゾーンに含まれやすくなります）

自分の気持ちがわからない４つのタイプ

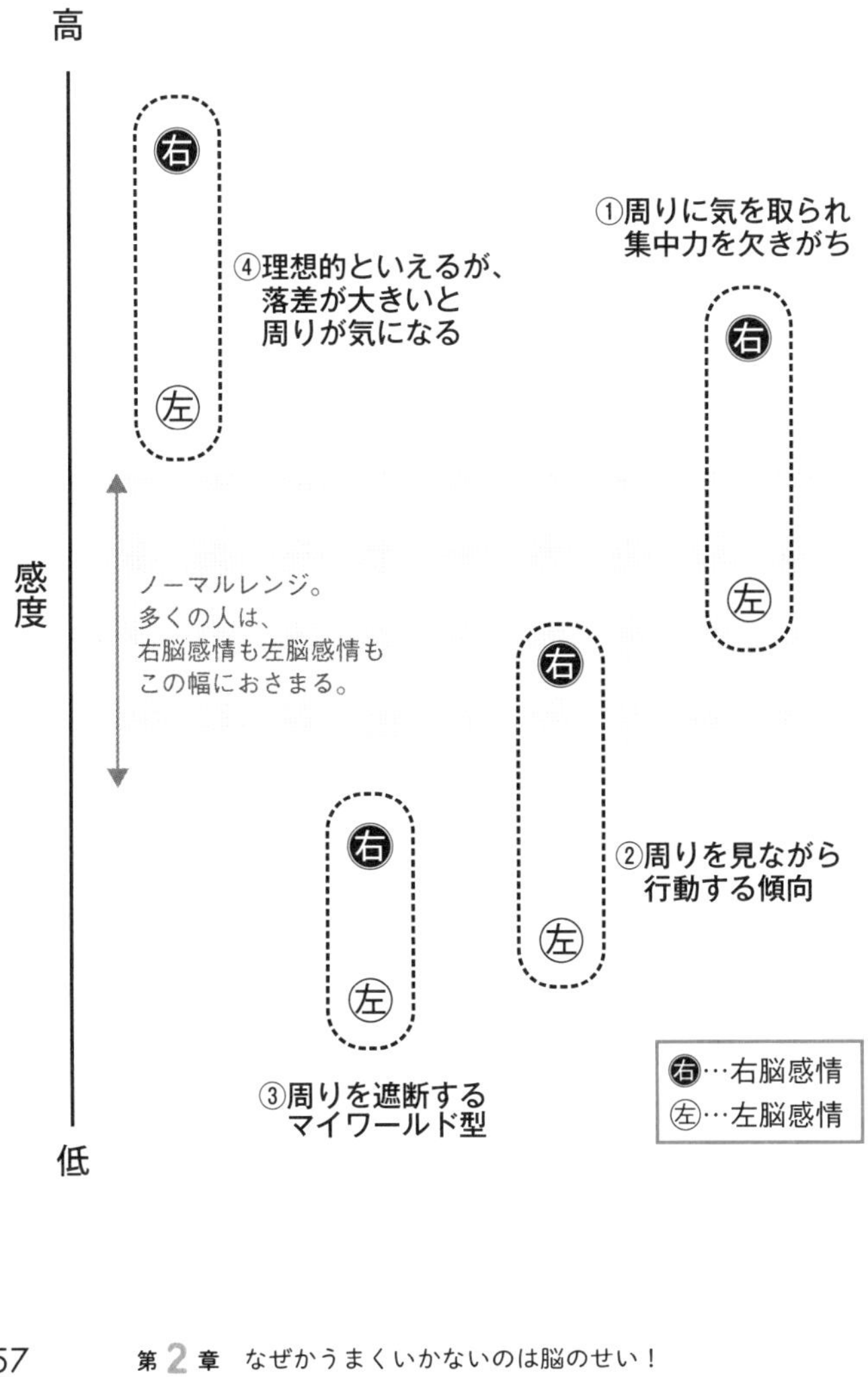

高
感度
低
右
左
④理想的といえるが、
落差が大きいと
周りが気になる
①周りに気を取られ
集中力を欠きがち
ノーマルレンジ。
多くの人は、
右脳感情も左脳感情も
この幅におさまる。
②周りを見ながら
行動する傾向
③周りを遮断する
マイワールド型
右…右脳感情
左…左脳感情

③左脳感情も右脳感情もノーマルレンジを下回るタイプ

こだわりが強く、マイワールドで生きている人です。

周りのことに興味がないので、他人の影響はほとんど受けません。

自分の気持ちにも他人の感情にもうとく、知識や言葉に反応して動かされます。

周りを遮断して内にこもっているケースが多いので精神的には安定していたりします。

（自閉症スペクトラム障害〔ＡＳＤ〕の傾向がある人もこのゾーンに含まれやすくなります）

④左脳感情も右脳感情もノーマルレンジを上回るタイプ

周囲への感度が高く、自分の気持ちも明確で、理想的な状態です。

周りのことは察しつつも、やりたいことはさっさと行動に移します。

その行動力の高さから、場合によっては自分本位になりがちです。

ただし、右脳感情と左脳感情の両方がノーマルレンジを上回っていても、その落差の幅が大きいと、やはり自分の気持ちは明確になりにくくなります。（注意欠陥多動性障害〔ＡＤＨＤ〕の傾向がある人もこのゾーンに含まれやすくなります）

いかがでしょうか、ご自身が当てはまりそうなものはありましたか。

脳で決まってしまう「優しすぎる性格」とは？

他人の考えのほうが正しく思える

先ほどの4つのタイプで悩みをとくに抱えがちなのが、①と②に当てはまっている人たちです。

自分の気持ちが生まれにくく、一方で他者や周りの環境に影響を受けすぎてしまいます。

自分のなかでぼんやり感じていることがあっても、他の人の話を聞くと、すぐ「そうかもしれない」とゆれてしまいます（ぼやっとした感情は、明確な言葉の説得力に勝てないのです）。

どうでもいいことならそれでもいいのですが、一事が万事その調子でいると、人に委ねるのが脳のクセになっていきます。

自分の感情をしっかりつかまえて「言語化」しなければ、気づかないうちに、過度のストレス状態に陥ることが少なくないのです。

この人たちは共感力も高く、すごく優しい人だと思われていることが多いですが、その優しさは自分を出さなすぎるというところに起因しているのです。

なぜ、「性格のいい人」は悩みが絶えないのか

私が見てきた限り、①や②のように右脳の感情系と左脳の感情系の発達で落差が大きい人は、次のような特徴的な〝性格〟を形成しやすくなります。

・物腰が柔らかくて人なつこい
・人を尊重しすぎて自己犠牲に走りやすい
・素直で、自己主張は控えめ
・慎重でリスクを嫌う

・ズルいことをしたり、人を裏切ったりはできない

付き合いやすそうだし、身近にいたらぜひ友達になりたいタイプです。

著者個人としても、好きなタイプですし、人から愛されキャラだと思います。

でも、こうした〝性格〟は、人に好かれやすい反面、悩みのもとになります。親しみやすくて話しやすいので、いい人も悪い人も気楽によってきますし、余計なちょっかいを出されやすいからです。

周りがいい人ばかりで安心できる環境ならいいのですが、近くに自分勝手な人がいたり、干渉がひどかったりすると、はねのける術をもたないため、ストレスが大きくなります。

「物腰が柔らかい」、「自己犠牲」、「自己主張が控えめ」、「慎重」、「ズルはできない」といったキーワードは、一つひとつは美点にも思えますが、全部ひっくるめて悪くいい替えれば、次の3点に集約されます。

優しすぎて損しがちな人の性格とは……？

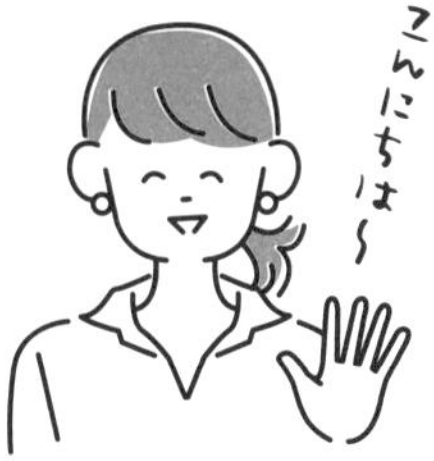
こんにちは〜

物腰が柔らかく人なつこい

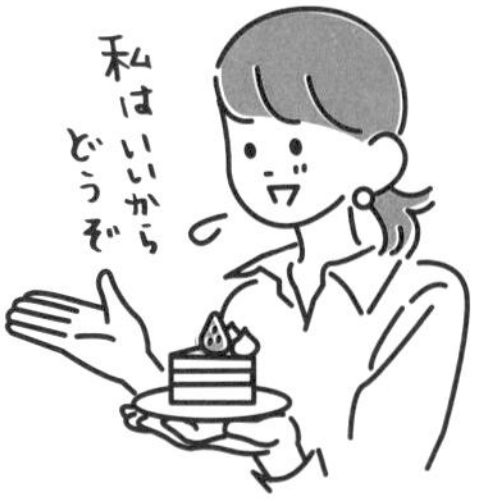
私はいいから
どうぞ

自己犠牲に走りやすい

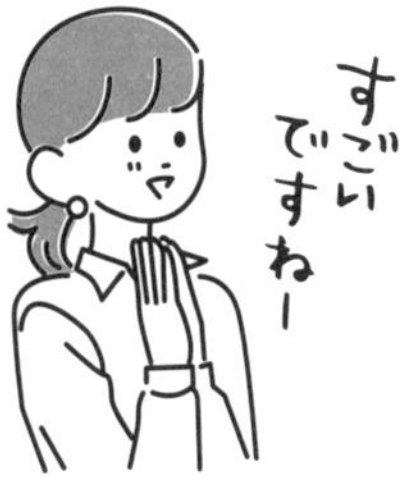
すごいですねー

素直で自己主張は控えめ

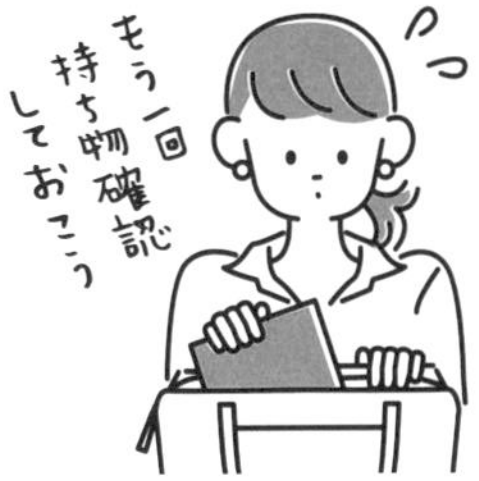
もう一回
持ち物確認
しておこう

慎重でリスクを嫌う

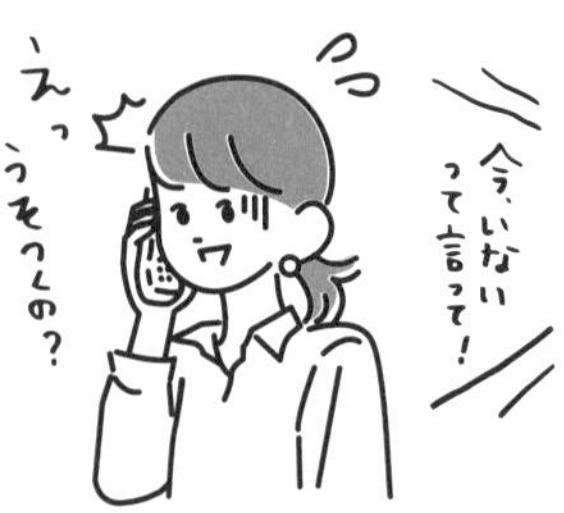
えっ
うそつくの？
今、いない
って言って！

ズルいことは苦手

こういうタイプは
悩みを抱えがち！

❶自分から行動しない、自発性に乏しい
❷攻撃を受けても反撃にいたらない、攻撃性がない
❸複雑なことの対応が苦手、複雑な人間関係を避ける

人に嫌われないタイプなのに、なぜか人間関係でも仕事でも悩みが絶えないのは、ここに起因していると考えられます。

「自己感情が弱いだけで、そこまで具体的に性格が決まるの？」とびっくりする人もいるでしょう。

もちろん100％ではありませんが、多くは当たっているはずです。

〝性格〟の大部分は、脳の状態がつくり出しているからです。

彼らや彼女らは、脳が生み出す性格の良さが、必然的に悩みを生み出してしまうのです。

これは、私が今まで1万人以上の人の脳を見てきたからわかることです。

私のところに相談にくる人たちのなかには、「先生、30年間ずっと私のこと見てきたようなことといいますね」とおっしゃる方もいるほどです。

気持ちを態度に出す人に「圧」を感じる理由

一緒にいるとなぜか自分を出せなくなる

左脳の感情系脳番地（自己感情）が弱い人は、人を巻き込むのは苦手ですが、自分は簡単に巻き込まれてしまいます。

だから、人に頼まれたり誘われたりすると断れない人が多いです。

自分の気持ちがわからない人は、周りから少しでも「負の感情」を向けられるのを嫌がります。

「そんなの誰だってイヤだろう」と思うかもしれませんが、他者の影響力をはねのける力がないので、必要以上にその影響を受けてしまうといってもいいでしょう。

相手の感情が立ちはだかっている（気がする）！

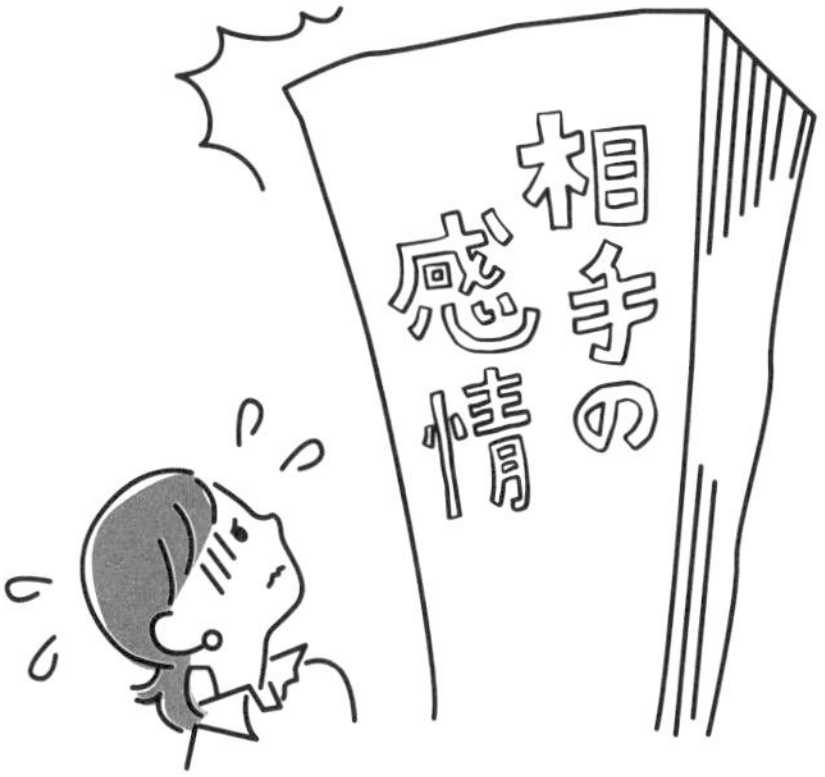

自己感情が弱いと、自分以外の人から絶えず圧を感じやすくなります。

相手の感情が「壁」になってドーンと存在しているように感じて、自分のほうからはなかなか踏み込めません。

「嫌われたらいやだ」「NOって言われたらいやだ」など、好きな人に告白できないみたいな状態がずっと続いているせいで、なかなか自分を出せないのです。

とくに、相手が好き嫌いなどの「気持ち」をはっきり態度に出して話す人の場合、ますますこの「自分の気持ちを出せない傾向」は強まります。

相手が気持ちを出せば出すほど、それに

感情脳を「相手の気持ち」が支配してしまう!?

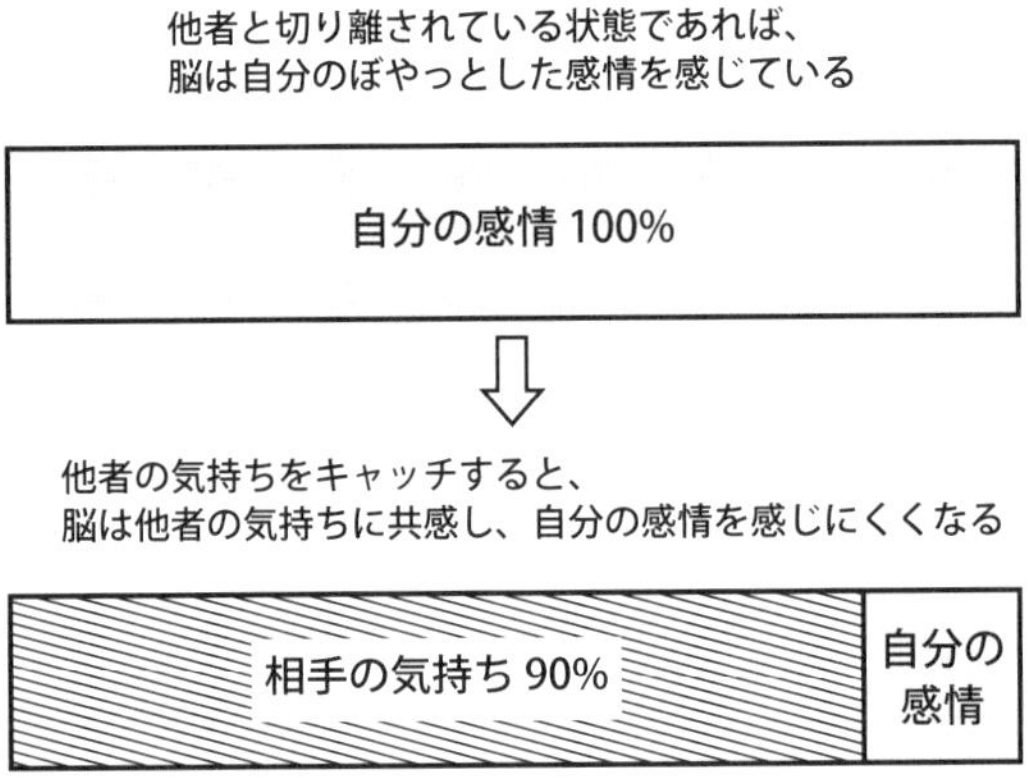
他者と切り離されている状態であれば、
脳は自分のぼやっとした感情を感じている
自分の感情 100%
他者の気持ちをキャッチすると、
脳は他者の気持ちに共感し、自分の感情を感じにくくなる
相手の気持ち 90%
自分の感情

押されて自分の感情は引っ込んでしまうのです。相手の気持ちに気をとられ、自分の感情を感じにくくなるためです。

脳のなかで、自分の感情より相手の気持ちのほうが圧倒的に多くを占めているようなイメージです。

その結果、自分の感情とは関係なく、相手の気持ちに同調・共感したり、相手の感情を自分の感情だと勘違いしやすくなります（章末のコラムも参考にしてください）。

ぼんやりした自分の感情より、明確な相手の気持ちに動かされてしまうので、不本意なことが起こりやすくなるのです。

押されると弱い、多数派にも弱い！

左脳の感情系脳番地が弱いと、「自分はこうしたい」という気持ちになかなか気づくことができません。そのため、主張の強い人の断定的な意見などに流されて不本意な選択をするケースが見受けられます。

たとえば、引っ越しを考えているときなども、つい、そんなに気に入っていないアパートを契約してしまって、あとで後悔することが珍しくありません。

不動産屋さんに「こんなのいいですよ」「きっとここが合ってますよ」と強くすすめられると、よく考えがまとまらないうちに、そこに決めてしまいます。

それに、まだ二軒も三軒も見る予定があっても、自分のために手間ヒマをかけてもらうのが申し訳なく思えてきます。

気持ちを打ち出して押してくる人に、ものすごく影響をうけてしまうのです。

さらに、自分のなかで勝手につくっている「多数派の論理」にも弱いです。

アパート選びを例に出すと、「あんまりいい部屋とは思えないけど、普通はこの辺で手をうつものなのかな」とか「自分にとっては高額だけど、一般的にはこれくらいの家賃は普通なのかな」といったように、自分が想像している「マジョリティ**（多数派）」の基準に合わせて行動しようとします。**

このような大多数に合わせようとする安全志向が強すぎるのは、自分がないことの裏返しでしょう。

標準的な基準があったほうが失敗はしにくいですが、こういう人は自分の希望が明確でなく、あってもすぐ引っ込めてしまうので、いまひとつ納得がいっていないことも多いです。

いつも周りに合わせていると、「自分より他人のほうが正しい」という感覚が育ってきます。だから、よほど嫌なこととか問題がありそうなことでなければ、なんとなく受け入れてしまうのです。

しかし、自分のなかの違和感や個性までが押し殺されてしまうこともあります。

これが、悩みが生じる元になっていることは多々あります。

「感情をのせた言葉」のメモをつくろう

「他人といると圧を感じて、自分が出せなくなる」という人は、周りの人が「気持ちを出して使っていた言葉」をメモしておきましょう。

たとえば、友達が大興奮で「ちょっと見てよ、このバッグかわいいでしょ！」と騒いでいたとか、上司が「え？　まだやってないの？　今まで何やってたの？」とイライラをぶつけてきたなどです。

それをメモしておいて、同じようなシチュエーションのときに、自分も使えるかどうか考えましょう。

一回口に出してみるといいかもしれません。

「これは、自分にはいえないなあ」と思うものもあっていいです。

「語彙と気持ちの組み合わせ」のストックをたくさんもっていると、自分も気持ちを自覚して伝えやすくなるし、他人から気持ちをぶつけられても相手と距離をとって巻き込まれずに対応しやすくなります。

気持ちを出して話す人に圧を感じるのは、自分が気持ちを出せていないからです。

とくに、伝えづらいのは、相手の期待を裏切る気持ちだったり、相手への負の感情なので、これはストックがあったほうがいいです。

とくに負の感情が少ない環境で育ってきた人は、人を否定したり、自分が否定されたりする状況に慣れていないので、好き嫌いで気持ちの応酬をするのは本当に苦手です。

頼みごとをされたときに、「あなたのことが嫌いなのでお断りします」とはいいづらいし、逆に相手からそんなことをいわれたら大きなショックを受けるでしょう。

でも、それでもちゃんと言葉で気持ちを出せる人のほうが、人生は豊かになります。

COLUMN

土壇場でやっと気持ちと行動が一致する

いつも周りに動かされていると、自分の気持ちが生成される機会はとても少なくなります。けれども、左脳で言語化されていないだけで、ぼやっとした感情は生まれています。

このぼやっとした感情のストックは、自分の身が脅かされる切迫した事態まで追い込まれると、突然言語化されることがあります。

かなり古いですが「卒業」という映画がわかりやすいです。

昔の恋人の結婚式に、ダスティン・ホフマン演じる主人公がやってきます。新婦は主人公を見て、「やっぱりこっちの人のほうが好きだった」と、彼に対する潜在的な愛情をいきなり自覚してしまい、主人公と二人でその場を逃げ出します。ついさっきまで新郎と結婚しようとしていたにもかかわらずです。

ひどいことをするなあと思いますが、新婦はギリギリまで周りに動かされている人の典型といえるでしょう。

他人の感情に巻き込まれて自分のペースが保てない

同じ空間に機嫌の悪い人がいると……

自分の気持ちがわからない人は、周りの人の感情に敏感で、影響を受けやすいです。職場などで、不機嫌な態度を出す人や心配症で不安をまき散らす人などがいると、相手の感情に巻き込まれて自由に行動できなくなります。

不機嫌な態度をとられると、「自分が悪かったのかな」と萎縮してしまって、自分らしく振る舞えなくなってしまいます。

心配性の人と一緒にいると、自分まで不安になってチャレンジする気持ちがなくなっていきます。

他人の機嫌が気になって仕方ない場合、その場所が自分にとって安心できない環境である可能性が大です。

「何かイヤなことが起こるかもしれない」と不安を感じているから、防御のためにリラックスできなくてずっと意識が分散してしまうのです。

本当は、イヤなもの、イヤな人は、物理的にシャットアウトしてしまうのがいいですが、職場などでは席が決まっていたりして、そう簡単には離れられません。

私もそういうところがあるので、どんなに「無視していよう」と思っても、脳をもっていかれてしまいます。

「この人、昨日は大丈夫そうだったのに、今日はまた不機嫌だな」というようにちょっとした変化にも気づきますから、その人が部屋に入ってきた途端に恨みはないけど「あー来ちゃった」とどっと疲れが出てしまうほどです。

日によっても気になり方が変わる

また、なぜだか、昨日は周りのことが気にならなかったけれど、今日は気になって仕方ないということもあります。私が多くの人に接しているなかで、こうした現象は「感覚スペースの変動」に起因しているケースがあります。

「感覚スペースって何？　パーソナルスペースと違うの？」と思った人もいるかもしれません。

パーソナルスペースは、当事者から見て「ここより近くには他人には入ってきてほしくない距離」です。

「感覚スペース」は、当事者から見て「ここまで近づいてきたら認識できる距離」です。

たとえば、スーパーのレジで並んでいると、隣のレジの店員さんが「こちらで会計できますよ」と声をかけてくれる場合があります。

一方、長く列ができていても目の前のお客さんだけ対応して、一向に周囲の様子を気にかけない店員さんもいます。これは、気にかけないというより、感覚スペースが狭く、意識できる空間が狭いことが少なくありません。

また、遠くから話しかけられても、聞こえてはいるけれど頭に入らないということがあります。近くまで寄ってきて話してくれないと、認識できなのです。

人が外部の情報を得るときには、聴覚と視覚とが大部分をしめています。聴覚と視覚の感覚スペースは、それぞれ異なりますから、視覚的には遠くにあるものまで認識できるけれど、人と話すときには近くじゃないと理解できないということも起きます。

実際に外来を訪れる患者さんで、話があまり伝わらない方がいます。注意を向けられる距離が狭いので、物理的に距離をあけて話していても届きません。そういうときは、事情を説明したうえで相手の感覚スペースに入ってお話をすると、コミュニケーションが格段にとりやすくなります。

「自分のペース」をキープするための工夫

周りへの感度が高い人たちのなかには、感覚スペースの広さが状況や日によって変わる人もいます。

感覚スペースが広いと望まなくても多くの情報が入ってくるし、感覚スペースが狭いと気になる情報があまり入ってこなくなります。

外部への感度の高い人の場合は、感覚スペースが狭いときのほうが、周りのことを気にしなくて済むということです。

他者から見ると「ここにいるのも、そこにいるのも似たようなものでしょう、なんでそんなに気になるの」と思うんですけど、本人は、自分が気になることしか意識しないから、意識にのぼらないことに対しては無自覚です。


感覚スペースに振り回されないコツの一つは、その日の気分で自分がいる場所を変えることです。

いつもの場所で作業に集中していても、知り合いが来ると途端に感覚スペースが広がってその人や周りのことに注意が向いてしまうことがあります。ですから、可能であれば、3~4箇所自分が作業しやすい場所の目星をつけておき、移動しながら仕事や勉強をするのがいいでしょう。

注意を向けられる距離が狭いほうがラク

感覚スペースが狭いときは
近くに人がいても気にならないけど……

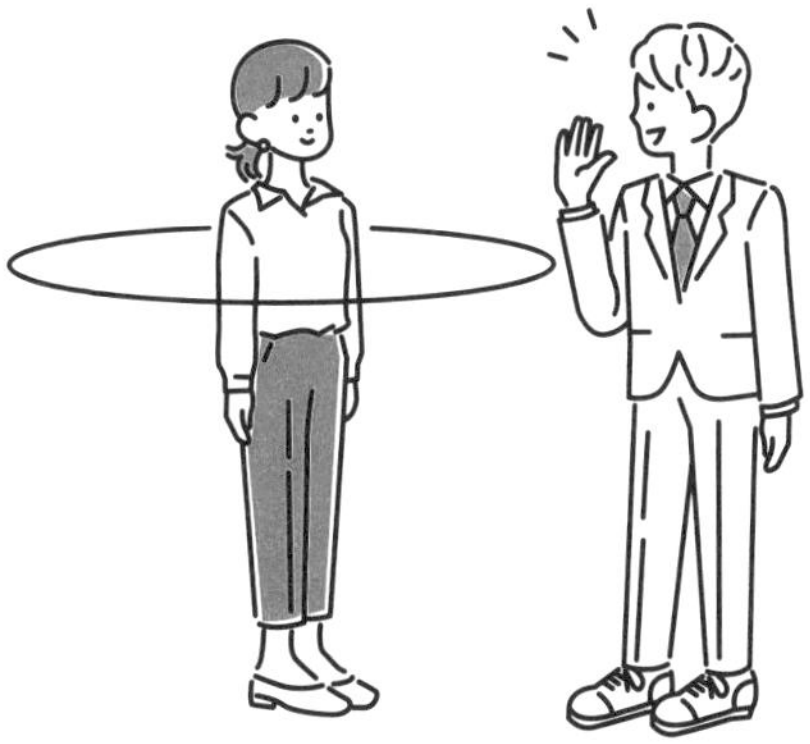

感覚スペースが広いときは
近くに人がいるとゲンナリしてしまう

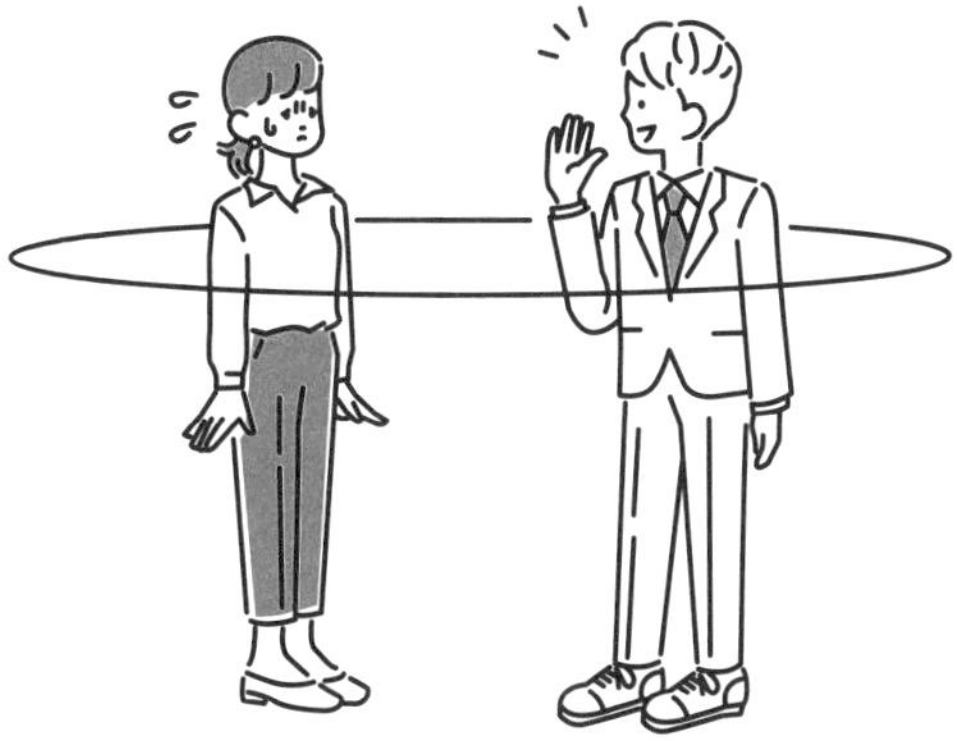

場所が移動できない方は、１９６ページの瞑想法も参考にしてみてください。

私が今までお会いした人たちでいえば、こんなふうに外部の刺激に敏感だったり、環境に振り回されがちな人ほど、「自分のペース」という言葉が好きで、頻繁にこの言葉が出てきます。

「自分のペース」で行動することが、これほど困難な人たちもいないからでしょう。

気持ちがわからなくても、判断はできる

誰かに背中を押してほしい！

周りに影響を受けやすい人のなかには、「他者の承認を受けて行動したがる」人もいます。

自分のなかに「こうしたい」というはっきりした気持ちが生まれにくいので、誰かに「やってみたら」とか「いいと思うよ」というように、背中を押してもらわないと気持ちが明確にならないのです。

小さいころから「お父さん、これどっちがいい？」「お母さん、これでいいかな」というふうに、他者の意見を聞いて行動するのが習慣の人もいるかもしれません。

こういう人は、誰かに「ああしなさい、こうしなさい」といわれれば、スムーズ

に行動できるのですが、自発的に何かするのは苦手です。

ときどき、大人になっても、レストランなどで「これ食べていい？」と一緒にいった相手に尋ねる人がいますが、これは、「人の承認を得る」ことが脳のクセになっているのです。

以前、「大学に提出するレポートがプレッシャーで眠れない。つい、ゲームとか考え事をしてしまう」といってクリニックを訪れた方がいます。

ＩＱの高い方で、作成したレポートは毎回高い点数をもらっていますが、それでもつらくてクリニックに来たのです。

ところが、「そんなに苦しいんだったら」と私が薬をすすめても、「お母さんが薬はダメだっていうから」と拒否します。

人に何かいわれると、それが気になって行動に踏み切れないのです。

そして2年後またやってきて、今度は「お母さんと相談して薬もいいんじゃないかっていう話になりました」と、結論を出すのに2年もかかるほど、母親の承認に依存しているわけです（結局、その間に彼は大学を辞めていました）。

「判断」から「気持ち」が生まれる仕組み

自分のなかに「こうしたい」というはっきりした気持ちが生まれないと、周りの人の意見に依存しやすくなります。

その結果うまくいかなくても、自分のせいで失敗したわけではないのでショックは少ないかもしれません。ただ、大人になってもその状態が積み重なっていると、見えないストレスになっていきます。

やたらと誰かに背中を押してもらいたがるのは、「自分で先々のことを予測する」のが苦手な人です。

とくに、自分の気持ちがわからない人の多くは、計画を立てたり、目標から逆算したりというように、先の展開を予測して行動する習慣がありません。

だから、自分の感覚に自信を持ちにくく、無意識に誰かの判断に委ねたくなってしまいます。

自分で自分のことを決められるようになるには、自分で先のことを予測して行動するトレーニングをすることです。

筋道を立てて物事を考え、「やる、やらない」の判断をするのは、脳の「思考系脳番地」というところです。

思考系脳番地は、物事を論理的に考えたり、判断する機能を担う領域です。誰かに背中を押してもらう代わりに、「未来のことを予測して行動する」習慣をつけることで、思考系脳番地を鍛えていくことができます。

これが大事なのは、何かを判断することから気持ちが生まれることもあるし、気持ちが判断に影響を与えることもあるからです。

たとえば、興味がないことでも、将来役に立ちそうだと判断できれば、「勉強しておきたい」という気持ちが生じやすくなります。

思考系脳番地と感情系脳番地は、お互いに刺激しあっている部分が大きいのです。

大義があれば頑張れる人は多い

ただし、自分の気持ちがわからなくても「大義」があれば自発的に動ける人はたくさんいます。官僚に多いタイプで、「これをやらなければならない」という使命感や責任感が原動力になって能力を発揮しているのです。

最初は与えられた役割であっても、そこで積極的に取り組んでいくうちに、自分の判断に自信が持てるようになっていくので、職場など、自分が力を発揮しやすい環境を選ぶこともかなり大事です。

また、自発性がない子どもの場合も、「お前は、将来○○になるんだぞ」のような大義を与えてあげるのがいいと思います。

親が子どもの自由を奪うようで気が引けますが、これから自己感情が育って自分で目標を持つまでには、時間がかかるからです。

「将来どうするの？」と聞いても「んーわかんない」。

「大学行くの?」と聞いても「んーどうしよう」。

俺って何なんだろう、俺って何やったらいいんだろう、俺やりたいことないんだよね、俺って俺って……といつまでも堂々めぐりをしてしまうのです。

自発性がなくても、誰かにナビゲートしてもらえれば頑張れる子も多いですから、一時的でも、目標を親が共有して背中を押してあげるのがよい方法だと思います。

07

フィードバックが多いほど自己感情が生まれやすい

架空の自分を生きていませんか？

自己感情に気づかないのは、脳の仕組みだけの話ではなく、学歴や社会的地位といった、自分の自信の根拠になっているものを「鎧」にして生きている人にもいえることです。

あるいは、宗教とか思想とか、尊敬している人の考え方だとか、そうしたものが自己感情に置き換わっている人もいます。とくに不安が強い人は、自分で物事を判断するより、何かを信じているほうが気がラクなのです。

本当の自分の気持ちではなく、架空の自分を生きているような状態です。

その人たちが、なぜ自分の気持ちを無視して破綻なくやっていけるかというと、たまたまその鎧や信仰で仕事や生活ができているからです。

しかし、他者と気持ちの交流がないと、お互いにフィードバックがないので、自分のことがわからなくなってしまいます。

仕事だと自己感情を出さなくても済む場合もあるけれど、家庭などのプライベートな空間では個人ベースの自己感情が出てこないと、ギクシャクしてしまうこともあります。

承認欲求は「自分を知りたい」気持ちの表れ

承認欲求が強い人は、無意識のうちに周りから自分がどう思われているのか知りたいと思っています。自分のことがわからなくて、自己感情が弱い分、他人の意見を参考にしたいからです。

他人からのフィードバックは、自己感情を自覚したり、生成したりするには、必要なものです。フィードバックが少ないと、自己感情が育ちにくくなります。

他人からのフィードバックで自己感情が育つ

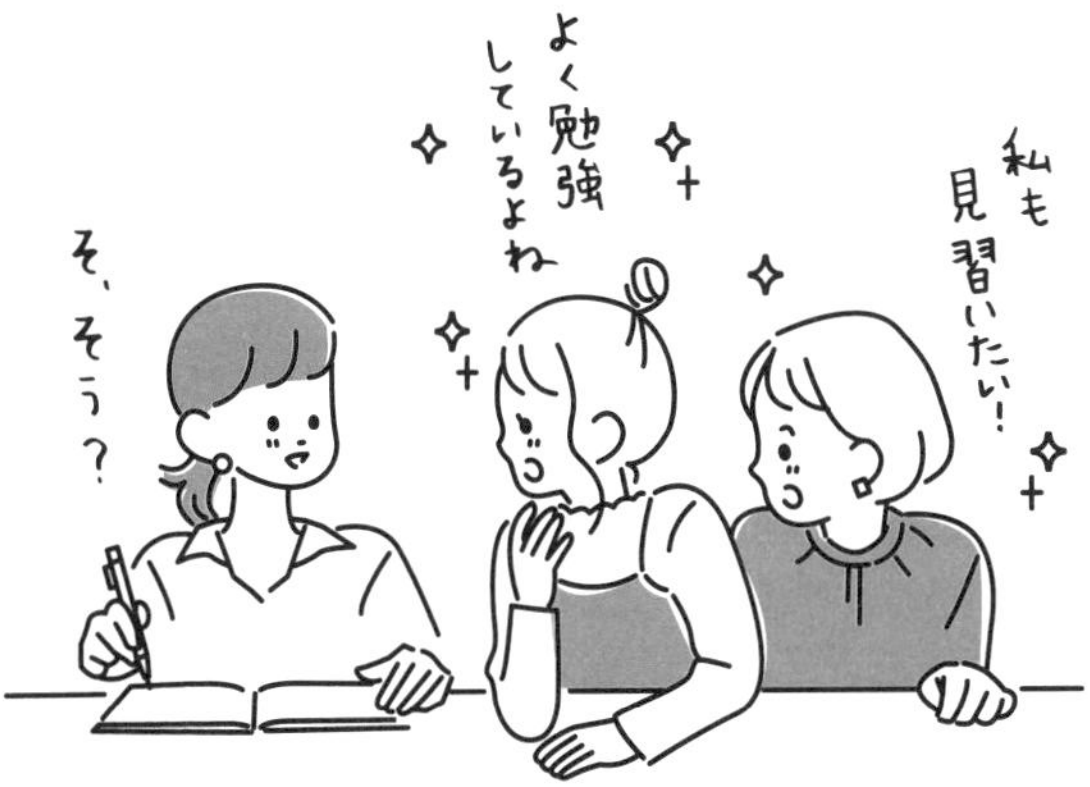
よく勉強しているよね
私も見習いたい！
そ、そう？

ただし、他人からのフィードバックは上手に受け取る必要があります。

周りから愛される人は、日頃からほめられたり優しくされたりといった正のフィードバックが多い分、自分を肯定する自己感情の認知機能が高まりやすいです。

逆に、「お前はダメなやつだ」とか「何度言われたらできるようになるの」など、負のフィードバックばかり受けていると、自分をダメな存在だと認識してしまいます。するとますます他人に自分を認めてもらいたくなり、承認欲求が大きくなります。

フィードバックの受け取り方で、自分をどういう存在として認識するかが変わってくるのです。

たとえば、「お前の言い方で俺は傷ついたんだよ」と人にいわれたとしましょう。そのとき、「自分はダメな人間だ」と、自分のすべてを自己否定するような受け取り方は、決して正しいとはいえません。

そうではなく、「悪いことしたな、今度はもうちょっとやさしくいおう」とか、「今まで物の言い方にあまり頓着していなかったけど、これからは気をつけよう」とか、「そういうヤツだと思われていたとは……。コミュニケーションを見直したほうがいいな」などと、自分ができていない「部分」を見つけ、改善していけばよいのです。

多くのフィードバックを、自分にプラスになるように生かしていくことで、自己認識を上げ、自己感情を高めることにつながります。

セクシャリティと感情脳の関係

性同一性障害の人は周囲への感度が高め

ところで、クリニックには、性同一性障害の方もよく訪れます。

自分の心の謎を解きたい、核心を知りたい、自分の脳を見たらわかるんじゃないかと期待してくる人が多いからです。

なぜ、急にこのような話をするかというと、全員というわけではないですが、性同一性障害の方は、男性にしろ女性にしろ、「攻撃性が少なく周囲への感度が高い」方がよく見うけられるからです。

「うん、うん」と人の話をよく聞いてあげて、同性からも異性からも好かれますし、人にいわれた一言をすごく気にして「俺ってそうなの？　そんなふうに思われているんだ、どうしよう」と真に受けてしまったり、人に「次こうやったら」とアドバイスをされたら素直にしたがおうとする人が多いです。

これは、自分の気持ちがわからない人とよく似た性質です。

私が見てきた範囲だと、性同一性障害の方が自分の性別を認識するのは、多くの場合大人になってからですし、性転換を実行に移すのは、年齢が30代以降になってからです。

ある程度脳が成熟しつつ自己感情が育たないと、自分が本当は女性（男性）でいたいんだということが確信できないからでしょう。

「海馬回旋遅滞症」とは？

こうした悩みやすい素直な性質は、ＡＤＤ（注意欠陥障害）やＡＤＨＤ（注意欠陥多動性障害）の人とも共通しています。

脳でいうと、性同一性障害や発達障害のある方は、海馬回旋遅滞症《かいばかいせんちたいしょう》に伴う症状を抱えている人が多いことが挙げられます。

海馬回旋遅滞症とは、私がこれまで多くの方の脳をＭＲＩ（磁気共鳴画像法）によって診断してきて判明したもので、記憶を司る海馬（記憶系）と情動を司る扁桃体（感情系）の形成に形態上の発達の遅れが見られ、それに伴った症状のことです。周りへの感度が高く、影響をうけやすいのは、情動を司る扁桃体の発達と関わっているのです。

とはいえ、海馬回旋遅滞症は脳の発達過程における遅れであって、脳損傷ではありません。大人になってからも、脳を鍛えることで脳は成長し、症状も軽減していきます。

また、話は変わりますが、異性愛者と比較して、レズビアン、ゲイ、バイセクシュアル（ＬＧＢ）の人たちのほうが、うつや、不安神経症のリスクは、１・５〜２・６倍高いという報告があります（King et al. 2008）。

そして、ＡＤＨＤのない成人と比較して、ＡＤＨＤのある成人のほうがバイセクシュアルである確率が高くなります（Barkley, Murphy, & Fischer, 2008）。

このような報告からもＬＧＢＴの人たちは、より精神的な悩みに陥りやすいことがわかります。

・King, M. , Semlyen, J. , Tai, S. S. , Killaspy, H. , Osborn, D. , Popelyuk, D. , & Nazareth, I. (2008). A systematic review of mental disorder, suicide, and deliberate self harm in lesbian, gay and bisexual people. BMC Psychiatry, 8, 70 10.1186/1471-244x-8-70

・Barkley, R. A. , Murphy, K. , & Fischer, M. (2008). ADHD in adults: What the science says. New York, NY: Guilford Press.

COLUMN

他人の気持ちを自分の気持ちと勘違いする人々

恋愛において、他人が自分に好意を寄せているのを感じとったときに、自分のほうがその人に好意をもっているのだと勘違いする人がいます。

これは、気持ちの言語化ができない人が圧倒的に多いです。

左脳の自己感情がからっぽだと、右脳でとらえた他人感情を自分の感情だと思ってしまうことがときどきあります。私たちは、意識上は、左脳と右脳の感情を分離できないからです。これを自他同一化と言います。

「自分にはそんなことは起こりえない」と思う人もいるかもしれませんが、こういうことはじつは多くの人が経験しています。

たとえばお笑いライブだと、自分が面白いと思っていなくても、周りの人たちが笑っていると、それを自分の感情として楽しめたりします。

外食などもそうで、誰かが「すごくおいしい」と言うと、なんだか特別においしい気がするということもあるでしょう。

こうしたことは、自己感情が低下している人ほど起こりやすいのです。

自分の感情が明確な人は、周りの意見は参考にしても、「自分の好みではないな」とか「たしかに、言われたとおりだな」というふうに、自分軸での評価をしますので、人が楽しいから自分も楽しいとはなりにくいのです。

そういう意味では、楽しんでいる人に影響されてしまったほうが楽しい人生になりそうです。

とはいえ、やはり「他人の気持ちを自分の気持ちと勘違いする」現象には注意が必要です。怖いのは、負の影響を受けてしまうことです。

怖がりな人といると自分もチャレンジを恐れるようになったり、不満が多い人と一緒にいると自分も不満が多くなったりします。

また「私はあの人に嫌われている」と思って悩んでいるときは、自分のほうが相手に苦手意識をもっていることもあります。

「最近、自分らしくないな」と感じたら、人間関係を点検してみることです。

第 3 章

同調グセをやめると
ラクになる

その場の空気で「同調」していませんか？

理不尽でも、相手の期待に答えてしまう

自分の気持ちがわからない人は、自分の感情に反して、つい他者に同調してしまうことがあります。心にもないけれど、その場では調子よく同調してしまって、あとで家に帰って自己嫌悪に陥いるのです。

だいたいは、その人に反対意見をいいにくい場合で、瞬時に自分の気持ちが定まらないために、いったん相手の期待通りに振る舞うのです。

たとえば、このような経験がないでしょうか。

「今回うまくいったのは○○さんのアイデアのおかげだよ。君も見習って頑張れよ」

と上司にいわれたとき、「あのアイデアを出したのは○○さんではなく、私です」と本当のことをいえずに、「さすが○○さんですね、勉強になります」と同調する。

隣の席の人に業務連絡をしていたら、機嫌が悪い向かいの席の同僚に「ちょっと静かにしてよ！　あなたの声ってイライラするの！」と八つ当たりされて、「すみません……」と自分を悪者にして謝ってしまう。

こうなってしまう理由には、脳の仕組みが関わっています。

脳は目先のストレス回避を優先する

人にいいづらいことをいうときには、血圧が上がり、交感神経が高まります。

そして、やる気に関わるドーパミンや、好戦的になるアドレナリンといった神経伝達物質が分泌され、実行を後押ししてくれます。

これは、ここ一番という場面で緊張したときに起こる反応です。

ところが、その場の空気に同調しやすい人に限って、普段からアドレナリンを出して代替案の意見をいうクセがまったくありません。

自分がどうしたいのかが明確でないと、「緊張したくない」とか「ストレスを受けたくない」といった脳の仕組みに負けてしまいます。

脳はラクをしたがるので、具体的にやることが決まっていなければ、目先の緊張やストレスを避けるほうを優先します。

その結果、アドレナリンが出にくくなり、いいたいことがいえなくなるのです。

困ったらいったん沈黙してみよう

会話のなかで相手の話に共感したり同調したりするのは普通の反応です。「相手が嫌な気分にならない＝自分が嫌な気分にならない」という式が成り立ちますから、同調とは自分の身を守る手段なのです。

しかし、事実ではないことを認めさせられたり、自分が悪くないことで謝ったりすると、その場の一瞬はラクでも、すぐに大きなストレスがやってきます。

ときには何もいわず相手に察してもらおう

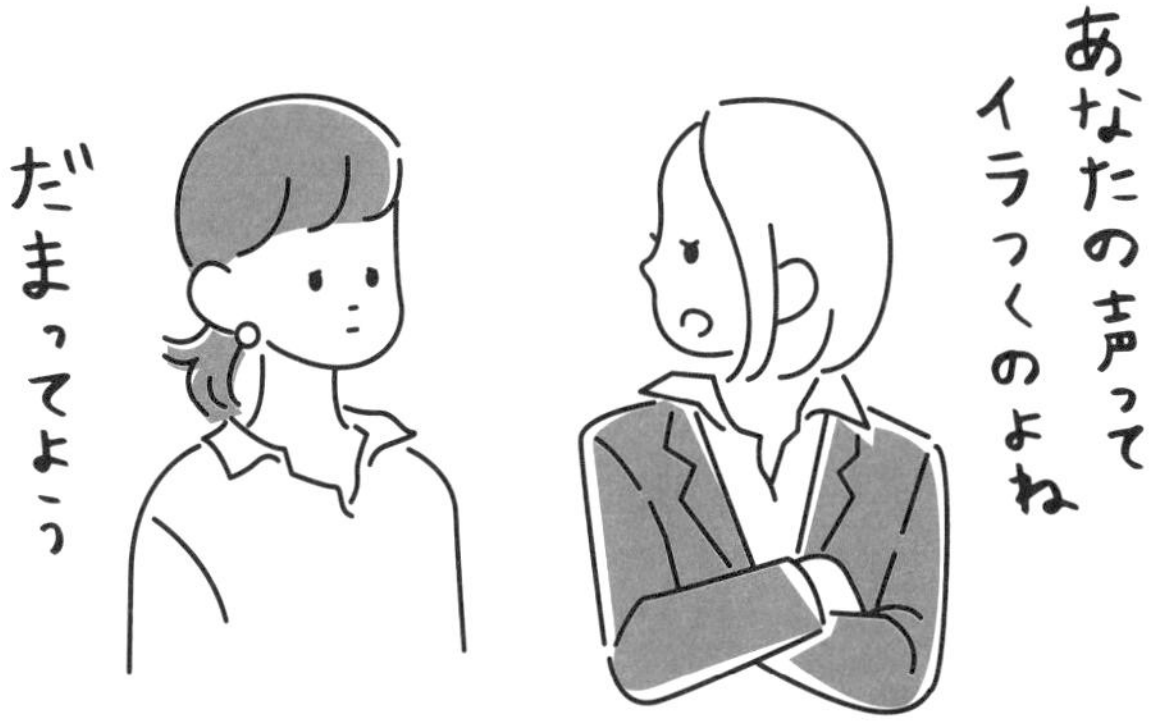
あなたの声って
イラっくのよね
だまってよう

安易に同調してしまう理由の一つは、「収まりのいい行動を取る」というパターンが身についているからです。

パターン化した行動に対して、脳が合理的に働くための最短ルートをつくってしまうことを「脳の自動化」といいます。

不快感情がわいて「ん?」と違和感をもっても、パターン化した行動に比べて、不快感情を咀嚼・言語化するスピードはどうしても遅くなりがちです。

それに、「これ、おかしいぞ」といつものパターンにブレーキをかけたら、他に引き出しがないので、代わりに何をいえばいいのか、どう振る舞ったらいいのかわからないという問題も出てきます。

そこでおすすめなのが、何もいうことが思いつかないときには、沈黙することです。そうすれば、違和感をもっていることは伝わるからです。

わざわざ相手を否定しなくてもいいし自分も不本意なことをしなくてすみます。


他にも、何かいおうとして、途中で自分が何をいおうとしているのかわからなくなることもあります。途中で思っていることと違うニュアンスのことをいってしまっても、止められないで、どんどん違う方向に行ってしまうことはないでしょうか。

頭が真っ白になってしまいます。

こういうときも、無理やり言葉を重ねるより、文が完結していなくても、いったん沈黙して考える時間をとるといいと思います。

止まることで「あ、何か修正するつもりなんだな」と相手が察してくれることを期待できます。

「気持ち」は時間をかけてつくられていく

出来事と言語化のタイムラグが生まれる理由

多くの場合、すぐに言語化されるのは、強烈な出来事にまつわる感情や、繰り返しインプットされた感情です。

それ以外では、過去の記憶にまつわる感情が、しばらく時間がたってから急に言語化されて明確な気持ちになることもあります。

よくあるのが「あとで思い出して怒りがわく」という現象です。

自分の本意でなく、安易な同調をしてしまって自己嫌悪に陥るのは、だいたい一人のときです。

これが「回路が一つ増えた」ということ

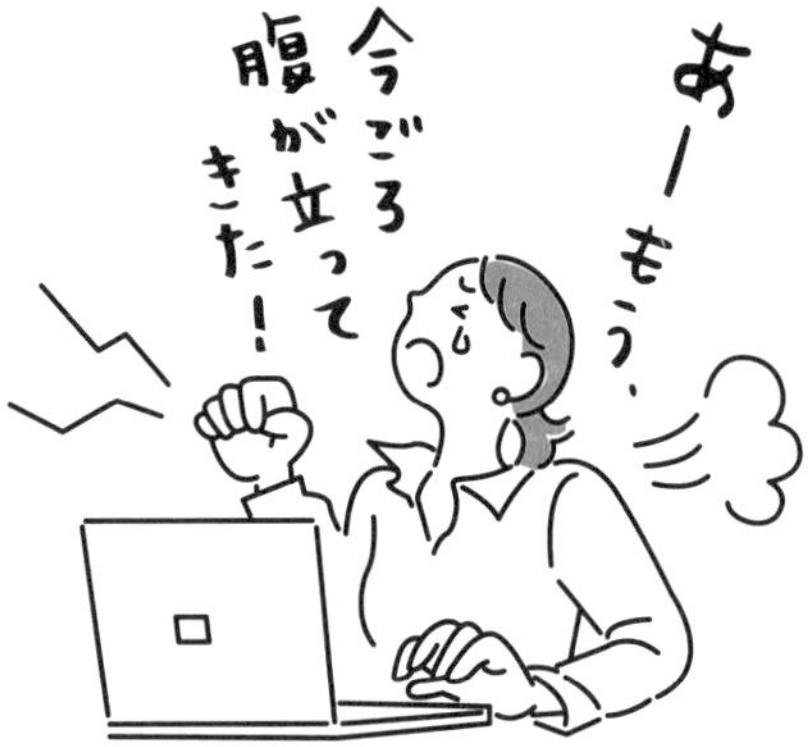

ぼんやりと意識をさまよわせているとき（これを「マインド・ワンダリング」といいます）に、ふと思い出して「どうしてあのとき、あんな態度をとったのか」と思うのです。

これは、ぼんやりと感じていた不快感情が、長い時間をかけてようやく言語化されたということです。

左脳の感情系脳番地が未発達なほど、感情の言語化まで時間がかかります。

場合によっては、数年後に突然思い出して言語化にいたることもあります。

これは悪いことではなく、こうして少しずつでも脳に回路ができていくことで、「とりあえず相手に同調する」という行動にはブレーキがかけやすくなっていきます。

大変ですが、自分で経験を積み重ねたり、「そうそう、私もそう思ってた！」と自分の気持ちに気づかせてくれるドラマ作品などに出会うことで感情が言語化されやすくなり、相手に同調するクセも和らいでいきます。

不快感情の蓄積はストレスになる

快感情・不快感情は、記憶と密接な関係があります。記憶に結びついた快・不快は記憶とともに思い浮かびますし、場合によっては記憶に対して後付けで生じることもあります。

人は自分で気持ちを整理していくものですが、自分で気づけない感情は、整理のしようがありません。とくに不快感情が溜まり続けていると、ストレスになっていくのです。

強いストレスは、喉がつまる感じがするとか、すぐ風邪を引くとか、肩こりがひどいとか、なんらかの身体症状が出てはじめて気づく人もたくさんいます。

自己感情が言語化されない人ほど、周囲への感度が上がりすぎているのも、その一つであると考えることもできます。

周囲への感度が高いからストレスが多くなると同時に、ストレスが大きいから周囲への感度が上がるということです。

イライラしていると、周りの雑音が気になって目の前のことに集中できないという経験は多くの人がしていると思います。

まずは「出来事」を言語化してみよう

自分の気持ちを言語化するトレーニングとしては、まず今日の出来事を日記に好き放題書いたり、人に話したりしてみることです。

気持ちではなく、実際にあったことを話すのなら、言語化は大分ラクだからです。

とくに人に話すのがいいのは、相手がわからないことを質問してくれたり、抜けているところを補ってくれたりして、こちらのいいたいことを、ときに代弁してくれるからです。

論理的に話せなくても、部分的に質問されれば、そこに答えることは難易度が低いはずです。

頭のなかにあることを言葉にして伝えるのは、脳の「伝達系脳番地」というところの働きです。

また、気持ちの言語化には、左脳の感情系脳番地や左脳の思考系脳番地も関わっています。

伝達系脳番地を活発に働かせれば、感情系、思考系に刺激を与えて、自分の気持ちを言語化しやすくなります。

COLUMN

マインド・ワンダリングとは何か？

自分の気持ちがわからないと、物事を決断したり、物事を進めていくスピードが遅くなる傾向があります。

その理由の一つは、無意識のうちに、脳のなかでいろんな情報を迂回させているからです。これをマインド・ワンダリングと言います。

たとえば、ふと、「昨日いったこと、みんなに誤解されていたらどうしよう」と考え始めて、気がつくと何もせずに1時間たっていたということがないでしょうか。

1日の起きている時間のうち、平均的な人が、こんなふうに目の前のこととは関係ないことを考えているのは、10～20%はあるといわれています。

ところが、なかには注意が散逸しやすいため、40～50%をマインド・ワンダリングに費やしている人もいます。

持ち時間のうち、半分近くを心ここにあらずで過ごしているわけですから、目の前の課題に集中しにくくなるのもうなづけます。

しかも、身近に起こったネガティブなことを延々と考えているパターンがほとんどです。日常から離れた空想や楽しいことにはあまり意識が向きません。

マインド・ワンダリングに長時間費やす人は、心ここにあらずの状態が自分自身の気持ちになっているのではないかというのが、私の仮説です。

日頃脳のポテンシャルを発揮できていないと、どんどん脳の覚醒レベルが下がります。すると不思議に、マインド・ワンダリングの回数が増えていくのです。

脳の覚醒が下がるのに頭を使っているように見えることが不思議なのですが、私はむしろ、眠気をはらうためにマインド・ワンダリングにはまるのだと考えています。

これは、夜間にネットサーフィンをしやすかったり、ゲームやyoutubeにはまる現象と同じだとみています。

私の経験上、マインド・ワンダリングにはまりやすい人は、直接人に接するボランティア活動をすると、パフォーマンスが上がりやすいです。

目の前に人がいればその人に集中しやすいし、上手に人の感情を察してサポートのアクションにつなげていくので、喜ばれることが多いのです。

体を動かしてやるべきことをどんどんふやすことで、脳の隙間時間を積極的に埋めることが解消法の一つになります。

03

押しの強い人とは雑談ではなく会議をする

「攻撃性」の高い人からは逃げるが勝ち

人間関係の話をすると、自分の気持ちにうとい方は、思い付きで行動する「押せ押せタイプ」の人とは慎重に付き合っていくことが大事です。

これは、押しが強い人がいけないということではありません。

自己感情が弱い人は、押しの強い人の影響を受けやすく、「NO」といいづらくなってしまうからです。

押しの強い人は、「自分のやりたいようにやるために、他人を都合よく使おうとする」人が一定数います。彼らは脳と行動が直結しており、自分の脳がもっとも働きやすくなるように、一緒に働く人を自分の手足として最適化しようとするのです。

逆に、自己感情が弱い人は、最適化されるまでもなく、他者の感情を察して配慮する性質があります。押しの強い人といると、それを当たり前だと思われてしまって、相手の都合のいいように使われやすくなります。


たとえ事前に理論武装してNOを伝えても、相手が押しの強いタイプだと、その影響力をはねのけるだけの攻撃性が足りません。

押せ押せタイプの人から「だったらあれをよこせ」「これだったらできるだろう」とどんどん踏み込まれて要求されてしまうのです。

攻撃性のある人と接する場合は、相手に踏み込ませないように上手に距離をとって付き合うことが、身を守るうえで大切です。

利害関係がある場では、自己感情が弱い人は圧倒的に不利です。

自己感情の弱い人がプロジェクトを立ち上げた場合なども、いつのまにか押しの強いメンバーに主導権をとられて、自分の思いとは違う方向に行ってしまうことがあります。自己感情が弱い人は、自分がリーダーになるのであれば、メンバーの選定にも気を遣う必要があるのです。

1対1の話し合いはなるべく避ける

もう一つ、漠然と「情報交換しましょう」「仲良くしましょう」と近づいてくるような人にも要注意です。

こういう人は「交換」する気などさらさらなく、アイデアや情報などを他人に吐き出させて、都合良く利用するのが目的です。

ですから、自分に同等のものを要求してきそうな人には声をかけません。

それに、素直に「教えてください」といってくる人は少ないです。

「あれっていいよね、どこで見つけたの?」「この人ってどんな感じの人ですか?」というふうに、目的をいわずに情報を引き出そうとする巧妙さがあります。

近くにいると、いつのまにかいろんなものを吸い取られて利用されているという状況になりがちです。

こうしたことがあるので、自己感情が弱い人は、自分が安心して仕事を出来る環境を、慎重に整えていくことが必要です。

人を利用したがる人とは、1対1の雑談や相談には応じないようにしましょう。どうしても話したいといわれたら、対策をもって「会議」をすることです。

対策とは、必ず信頼できる立場の第三者に同席してもらうことです

第三者の存在がハードルとなり、不利な立場に置かれてしまうことを防いでくれます。

「第三者を交えて話す」ことで身を守れる

1対1の相談や雑談に応じると、
相手に都合よく使われてしまいがち

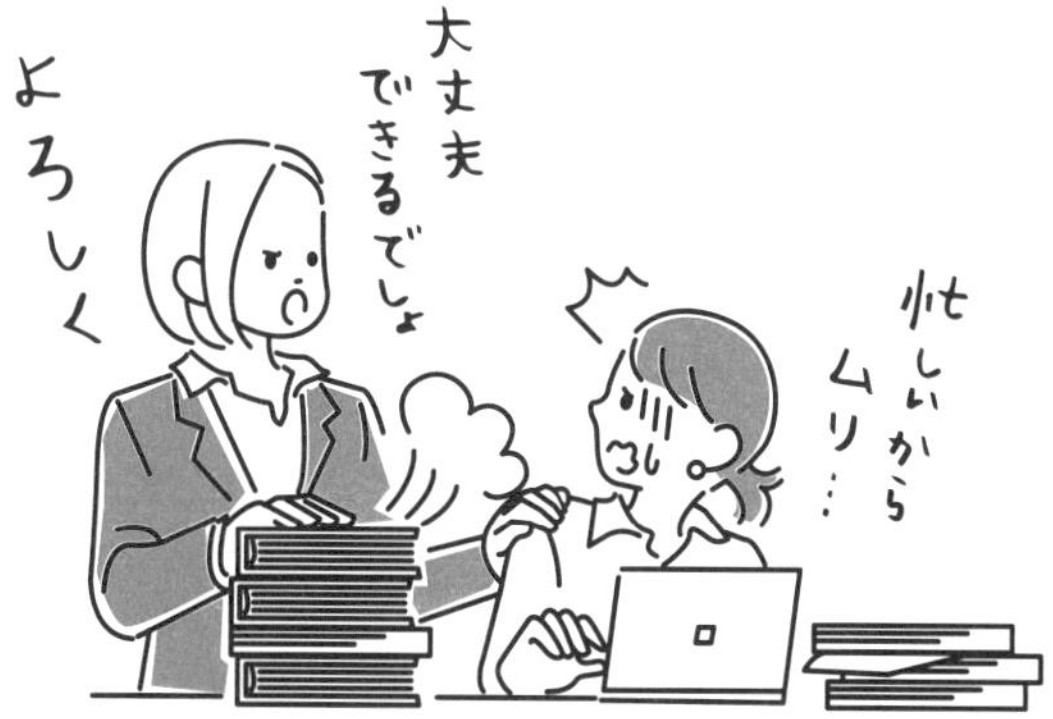

忙しいからムリ…
大丈夫できるでしょ
よろしく

そういうときは、改めて「会議」を開くと、
こちらの言い分も対等に聞いてもらえる

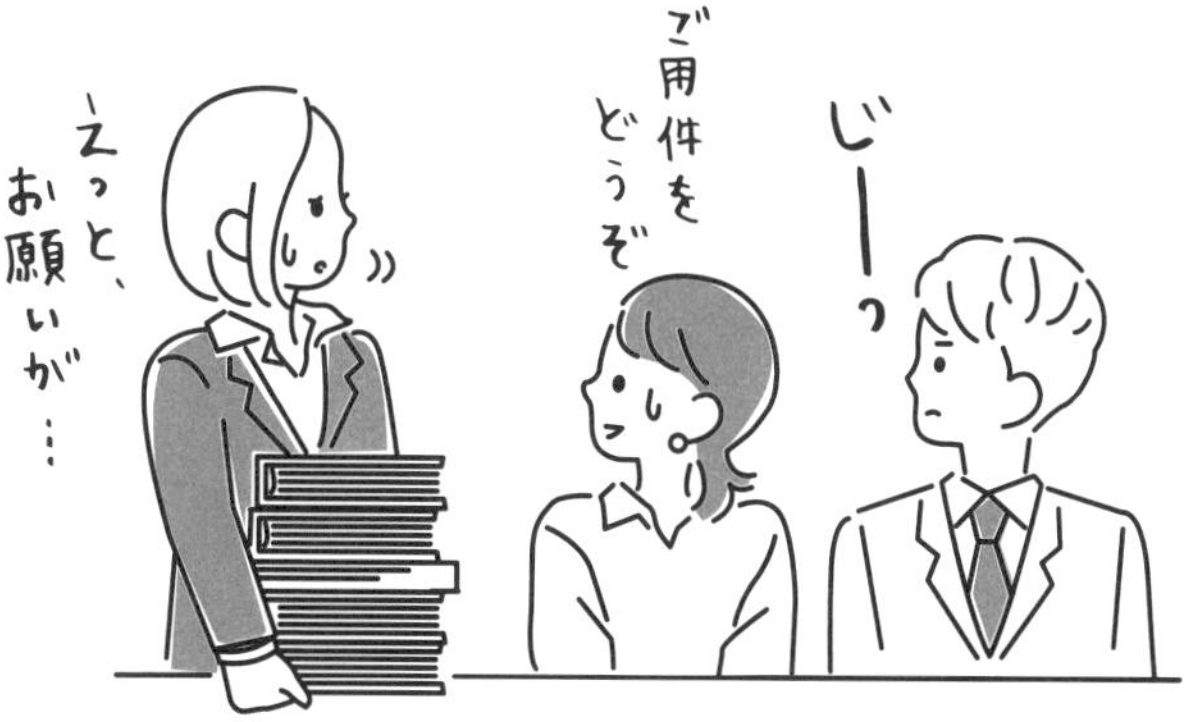

じーっ
ご用件をどうぞ
えっと、お願いが…

複雑な頼みごとができない

相手の返事が読めないと頭が固まる

自分の気持ちがわからない人は、人に頼みごとをするのが苦手です。

相手がどういう反応をするか事前にはわからないからです。

正確にいうと、「相手がどういう反応をしたときに、自分はどうしたいか」がわからないのです。

「お願いします」「いいですよ」のように型どおりに進めばいいのですが、相手が複雑に出てくることもあります。

もったいぶる人がいたり、あれこれ要求をしてくる人がいたり、もちろん断られることもあるし、どんなパターンにどう対応すればいいのか、とっさに判断がつきません。

それに、自己感情が弱い人は、複雑なことへの対応が苦手なので、思考がオールオアナッシング、イエスかノーかの二択になっていきます。

「こっちはムリだけど、こうすれば大丈夫かも」と細かく分けて考えたり、「話を聞くだけ聞いてもらいたい」みたいな考えになりにくいです。

最短ルートしか頭にないことも少なくありません。

交渉法の引き出しを増やそう

頼みごとは、内容にもよりますが、相応の段階を踏んで相手との信頼関係ができると受け入れられやすくなることもあります。

戦略的なことが苦手であれば「相手が負担に感じないように配慮する」という視点で考えてみるといいかもしれません。相手が複雑に出てくるときは、こちらが配慮を見せられるかどうかで空気が大分変わります。

たとえば、要求の内容を小さく見せるという頼み方ができます。

分量が多いものだったら塊で渡さないで、5個くらいに細分化して、そのうちの3つだけやってもらう。

そして、3ついけそうだったら、追加でもう2個お願いするというふうにすると、相手の負担感を減らしやすいです。

頼む側からしたら、全部をまとめて「これお願いします」と渡してしまうほうがラクなのですが、相手にしてみれば全体像を把握して自分でスケジュールを切ってやるのは大変です。

それだったら頼む側で、仕事を作業レベルまで小さくちぎって、タイミングを見ながら少しずつ渡してあげると、相手は気楽にとりくむことができるのです。

人の感情をうかがわないほうがいいこともある

自己感情が弱い人は、気後れして人に声がけができないことも多いです。

たとえば、上司と同僚がよく喋ってると、「やっぱりあの人たち仲いいんだ」と疎外感を感じて、その上司に気軽に「教えてください」といいにくくなるのです。

雰囲気を敏感に察して、「ああいうふうに聞けないいな」「自分は上司に好かれてないからな」と、自分の行動を止めることが頻繁に起こります。

また、自分のなかで、「この人にならは断られても傷つかない」と思えるすんなり頼みやすいタイプが限定されていて、それ以外の人には「嫌がられるかもしれない」という推測をしやすい傾向があります。


強いて言えば、ライバル関係にある人に頼みごとをするのは、お互いにハードルが高いかもしれません。とくに親しくもないライバル関係の情報のやりとりは、だいたい小耳に挟むとか、誰かを挟んで間接的に聞くとかになりがちです。

でも、自分のなかの検問が厳しすぎるだけで、頑張って相談してみたら（内心嫌がられていても）できる範囲で応じてくれることもあります。

頼み上手になるには、意識して「相手の感情をうかがいすぎない」ように自分の感度を抑えていくことも必要です。

相手と「尊重レベル」を合わせていこう

相手の立場を考えすぎる危険性

自己感情が弱い人は、性善説でものを考える人が多いです。

イヤな目にあっても「こんなことで腹を立てる自分がおかしいのかもしれない」「あの人にも何か考えがあるのだろう」のように相手を理解しようとつとめるので、相手からするととてもつけ込みやすい人に思われているのです。

少しでも「不快」だと思ったら、その感覚を信じることがとても大切です。

そうでないと、自分を攻撃してくる人を尊重し、悪人に自分から塩を送っていることがしばしばあります。

もちろん、自分の気持ちがわからなくても、感情としての「喜怒哀楽」はあるので、反撃しようとすることもあります。

けれども、つい相手の感情や立場を察して、遠慮がちになってしまいます。

よほど追い込まれない限り、「相手の負担にならないようにしないと」「相手の立場も考えて」というふうに配慮してしまうのです。

相手に「自分のほうが上」だと思わせない

相手に配慮することは大事ですが、「自分のほうが上だ」と思わせてしまうと、自分が不利な立場に追いやられることがあります。

私の仲のよい知人の話で、以前、我が物顔で契約違反をしてくる某企業の担当者とトラブルになったことがありました。

話し合いの場をもちましたが、担当者もその上司も、明らかに自分たちの非に気づいていながら黙り込んでいるだけでいっこうに話が進まない状況だったそうです。

大企業のプライドなのか、何か損得勘定があるのかわかりませんが、非を認めることなくやりすごせるとでも思っている様子だと。

彼がのちに失敗したと言っていたのは、彼自身が経営者である以上、相手にも社長に出てきもらうべきだったのに、そうしなかったことです。

「偉い人は忙しいだろうから」と遠慮してしまったために、相手に不遜な態度を取らせてしまったわけです。

残念ながら、「自分のほうが強い」「立場が上だ」と判断すると、人を攻撃したり、悪いことをしても平気でうそをついたりするタイプの人はいます。

その際、向こうがこちらを尊重しないのであれば、こちらもそのレベルに合わせるべきです。反撃する側は、まず対等の立場を設定することが重要です。

部下に注意できないのはなぜなのか？

「別にいいんじゃないかな」と部下に共感

自分の気持ちがわからない人は、人当たりがいいことが多いので、表面的には良好な人間関係を築けていることが多いです。

けれど、自発性が少ないから、組織のなかで中間管理職以上になったり、部下ができたりすると、途端にうまく対応できなくなります。

部下でいるときは、上司に合わせて「そうですね」といっていればいいのでラクなのですが、人をまとめたり、引っ張っていくには、自分のスタンスをはっきり出さないといけない場面が多くなって、それが大きなストレスになるのです。

自己感情が弱いと、たとえば部下が勝手なことをしたときに、「会社の規約には反するけど、たいしたことじゃないし、わざわざ注意しなくてもいいんじゃないかな?」というふうに考えてしまいます。

自己感情が弱い人にとって他人(ここでは部下)がやることは正しいことに見えやすいし、ストレスを避ける方向に物事を考える傾向もあるので、場当たり的に「いいよ、いいよ」と流してしまうのです。

「自分の言葉」で話すことに抵抗を感じる

管理職は、個人としてどう思うかではなく、その立場の人間としてどう思うかというところが大事なのですが、管理職としての自分の座標が把握できていない人は煮え切らない態度をとりがちです。

相談にいらっしゃる方で「怒鳴ればいいいんですか、そういうのやったことないんですけど」と、「怒れない」ことが問題だと思っている方がいます。

そうではなく、「いいんじゃないかな?　どうなんだろう」と迷いがあることが問題なのです。

こういう人は「自分の言葉」で話すのをすごく嫌がります。

自分に対して「俺はどうしたらいい？」「どうすべきか？」と問いかけても、なかなか自分の気持ちが言語化されず、うまく出てこないからです。

そのため、社長から「ちゃんと部下に注意してください」と命じられれば、「社長がそういっているから気をつけろよ」とすんなり伝えることができます。

自己感情が弱いと、自分のスタンスが他者の影響で変わりやすく、いつもふらふらして定まりません。誰かの考えを「自分の考え」だと思い込んでいる可能性すらあります。

しかし、上の立場になったら、「自分のスタンスをあやふやにして指示をする」というのは信頼を得にくくなります。普段の会話などで「借り物の言葉になっていないか、自分の言葉で話せているか」を自分でよくチェックしましょう。

最初は大変かもしれませんが、覚悟を決めて「自分を出す」ことを意識することで、脳がよく働くようになります。

「怒れない」のは習慣だから

ちなみに、「怒れない」「怒り方がわからない」という人がよくいます。

こういう人たちも、喜怒哀楽はあるので、怒っていないわけではありません。

怒りを表に出せるかどうかは習慣によります。

怒りを表に出すことを「いけないこと」「恥ずかしいこと」だと思っていると、わかりやすく表に出せないだけです。

完全に抑圧はできないので、他のところの言動や体調面に表れます。

育ってきた環境に、周りに怒りをあらわにする人がいなかったりすると、こういう傾向は強くなります。

自分ばかり大変なのは、「モラル脳」が原因

業務量の不公平にうんざり

職場の悩みでよくあるのが、棚の片づけ、来客時のお茶出しといった、みんなで共有している仕事についてです。誰の役割と決まっていない仕事は、だんだんとやらない人とやる人で業務量の差が開いていき、不公平感が生まれてきます。

自己感情が薄い人のなかには、「誰がやってもいい仕事」を過度に引き受けやすい人がいます。

理由は、周りをよく見ているので、他の人より「気がつきやすい」のが一つ。もう一つは、私が「モラル脳」と呼んでいる状態です。

モラルへの感度は環境によって大きく左右されます。

普通は、そこで働く人がみんなずぼらなら、あとから入ってきた人も同じようになっていきます。モラルの感度が低いところにいれば、その場所のレベルに合わせて人間のモラルも下がりやすいからです。

けれども、周りからの影響を受けやすい自己感情が弱めの人が、なぜ自分だけ真面目に仕事を引き受けてしまうのでしょうか。

反発心を原動力に頑張ってしまう

自分の行動を決める際の参考になる情報は、リアルタイムで周りから得られる情報以外に、人に教えられたルールや、与えられた役割などがあります。

そのなかで、モラルは優先度が高いです。早い段階で身についているし、モラルに沿った行動をとっていて責められることはないからです。

モラルを下げられない背景には、自分のなかの「あるべき姿」と「現実」のあいだのギャップが関係していることがあります。

「業務はちゃんとやるべき」というあるべき姿が守られず、怠けている人たちのほうがラクをしていることに対して、納得出来ない思いが生まれてきます。

モラルがない（と感じられる）人に受けた理不尽な経験が、モラル脳をさらに強化していくという現象はよくあります。

親に虐待を受けた人が、「親は子どもをかわいがるものだ」というモラルを強化し、内心で親を責め続けるのが典型といえるでしょう。

必要なのは「一度やめてみる」勇気

周囲への感度が高い人で、何かにつけ批判的な態度を取る人がいます。

その根底には、言語化されていない「反発心」があることが多いです。

けれども、自分が「こうあるべき」と思っていることが、他の人にはそこまでの重みをもっていないこともあります。

ですから、周りとの温度差を感じたら、一度周りに歩調を合わせてみましょう。

頑張るのをやめると頑張らなくていいことに気づく

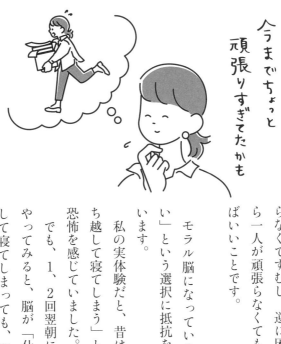

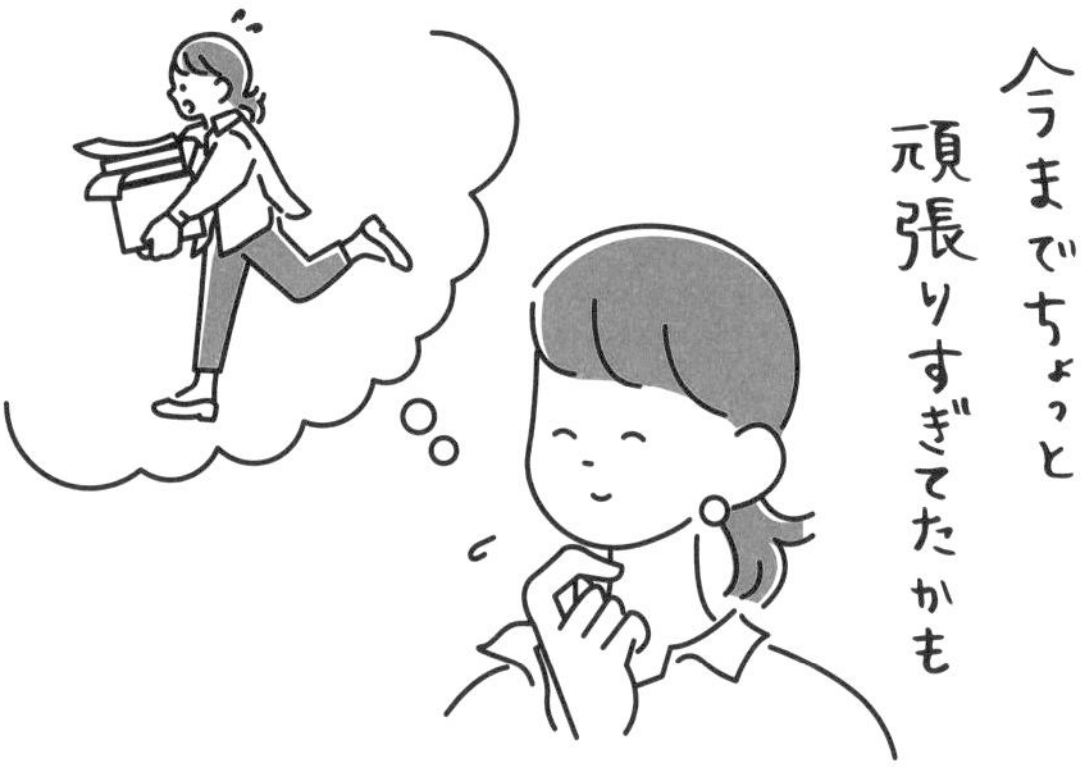

不都合がなければ自分も必要以上に頑張らなくてすむし、逆に困ったことになるなら一人が頑張らなくても、みんなで考えればいいことです。

モラル脳になっているときは、「やらない」という選択に抵抗を感じやすくなっています。

私の実体験だと、昔は「仕事を明日に持ち越して寝てしまう」ということに漠然と恐怖を感じていました。

でも、1、2回翌朝に仕事を持ち越してやってみると、脳が「仕事を翌日に持ち越して寝てしまっても、問題はないようだ」と理解します。いつもと違う選択や行動をすることで、いつもと違う思考が生まれるわけです。

これは、想像しているのと、実際にやってみるのとはまったく違う感覚です。実際にやってみることで、脳がちゃんと理解するのです。


けれど、「やらない」という選択をしてみた結果、やっぱり気になるなら、性分と割り切ってさっさとやってしまったほうが前向きな気分でいられるでしょう。

自己感情がはっきりしている人は、要領よく自分の気持ちを満たしているので、反発心は生まれにくいのです。

COLUMN

サイコパスとの付き合い方

感情がドライで、平気で嘘をついたりするような、いわゆるサイコパス的な要素を持っている人、しかもIQも高いような人が、人が集まるところにはひそんでいるものです（サイコパスはサイコパスでそういう脳の仕組みで動いているだけなので、自分では変えられません）。

こういう人は、自分に都合よく話を作り替えたり、事実の断片を集めて全然違うストーリーをでっちあげたりして、自分をいい感じに演出したり、人を操作しようとします。

ピンときたら被害に遭わないうちに距離を取るのが得策です。

サイコパス的な人の餌食になりやすいのは、人なつこく寄っていって「すごいですね」って褒めてしまうような人です。

自発性の乏しい人は、こういうタイプを素直に羨望の目で見てしまうので、それが彼らのエネルギー変わっていきます。

サイコパス的な人は、息を吐くように虚言を繰り出して、上手に周りを洗脳していくので、それを見破ってくる人を一番嫌がります。周りにアピールしている「こう見られたい自分像」を崩されてしまうからです。

何か仕掛けられてはじめて気づいた場合は、「また話盛ってますよね〜」とか「出た、サイコパス！」というふうに、先んじて「おかしい嘘つきキャラ」のレッテルの貼りつけをすると牽制しやすくなります。

ただし、場合によっては、彼らは嘘を見破って来る人に対して、徹底した悪口で攻撃をしかけてくることもあります。

「あの人はおかしい、私はすごい」と、お得意の情報操作で、その人の信用度を下げようとします。ただし、表向きに「自分はすごい」という表現をせずに外堀から埋めていきます。

「いったもん勝ち」「いわれて動いた人の方が負け」「嘘は１００回つけばホ

ント」などは、サイコパス的な人のもっとも得意なことです。

最終的に、「悪口をいっても、こいつからは何も奪うことはできないし、自分にとってプラスがない」と判断すればさっさと離れていきます。

ちなみに、サイコパスの見分け方の一つとして「この人が、心から人に感謝している顔が想像できない」と思ったら、疑ってもいいと思います。

第4章

「自己感情」を高める簡単なコツ

「普通」になりたくてしかたない

苦手なことがあるからうまくいかない？

自分の感情がよくわからない人は、「普通であること」に対する憧れが強い人が多いです。

上手に会話したり、集団行動になじんだり、好きな趣味があったり、就職したり、他の人が当たり前にやっているようなことが、自分はうまくできていないように感じるのです。私のところにくる患者さんたちにも、そういう人がたくさんいます。

自分の気持ちにうとくて他者感情に敏感だと、何かと他人目線を基準に考えるようになります。

たとえば、理系の大学に通っていた、とても優秀な学生の方がいたのですが、彼は突然大学をやめて、他の大学の法学部に入り直しました。その理由が、「高校時代に国語が苦手だったから、文系の学部に行って克服したい」というのです。

大学を卒業したあとは、2年間アルバイトをしたのち、2～3年おきに転職を繰り返します。

やはり、「自分の苦手なことを克服できそうな仕事がいい」ということで、コミュニケーションを重視する仕事を転々とし、気がつけば35歳を過ぎていました。

彼は、あがり症で赤面症、子どものころから音読が苦手、どもりがちという悩みがあったそうです。

そして私のところへ来て「自分にしっくりくる仕事が見つからない。このままじゃ彼女もできないし、どうしたらいいんでしょうか」というのです。

好きなことに注力したほうが有利

こういう考え方をする人は、ときどき見受けられます。

自分の「苦手なこと」がコンプレックスになっていつまでも執着してしまいます。自分を過小評価しているので、「普通（以上）」になりたくて仕方ないわけです。「普通（以上）になりたい」という漠然とした望みをもっていると、自分のことをマイノリティ（少数派）だと思っている人は苦しくなります。

本来なら、マイノリティこそ、周りの基準に合わせることではなく、自分が好きなこと、得意なこと、やりたいことに注力したほうが、周りに認められやすくなります。

けれども、自分が「普通（以上）」になれば、恋人や適職といった「普通のこと」は、向こうから転がり込んでくると期待しているので、欠点の克服ばかりに目が向くのです。

こだわっていると10年くらいすぐ経ってしまう

自分と他人の違いを客観的に認められないのは、自己認識が弱いからです。「普通」というくくりはざっくりしすぎています。

たとえば、私は高校生のころ、教室で仲間たちとワイワイ賑やかにすごして、女の子たちとも気軽に付き合える同級生がうらやましいと思ったことがあります。

当時は、あれが高校生の「あるべき姿」のように思えていたのです。

しかし、自分は彼らとはもっている要素が大分違うと分析し、早々に目指すのはやめました。自分にはあれがない、これがないといっていたらキリがないし、私が憧れていたのは、結局のところ彼の「立ち位置」だったからです。

彼のマネをして同じような仲間ができたとしても、当時の私の不器用さでは勉強と付き合いを両立させるのは難しかったと思います。

自分はどういう人間なのか、自分にとって何が重要なのかを、よくよく考えてみることは大事です。

「欠点を克服したらうまくいく」という考えは非常に危険です。

こだわっているうちに、10年くらいあっという間にたってしまいます。

40歳近くになっても、感覚的には20代のまま、まだまだ自分の欠点を克服する気でいる人たちは、少なくありません。

「基準」から外れた自分の特徴を知ろう

自分に厳しく他人に甘くなるメカニズム

「普通でありたい」という願望は、「基準依存」を生み出します。

自分が認識している「普通」に照らし合わせてしか、物事を判断できなくなるのです。

お酒やギャンブルみたいな依存症だとわかりやすいですが、「あの人、基準に依存してるね」とは誰も気づいてくれません。

そのうえ、行動範囲が狭い人の基準は、偏っていることがとても多いです。

「周りから外れない」ことが基準になると、「自分に厳しく、周りに甘い」ゆがんだ物の見方になってしまいます。

周りが正しくて、自分はそれに合わせないといけないと思っているから、息苦しさを感じやすいのです。

人間関係のなかでの自分の立ち位置は？

基準依存から抜け出すには、まず自分の立ち位置をできるだけ正確に知って、自己認識を高めることです。

たとえば、一人っ子の人は、兄弟がいる人に比べて自己認識が弱く、自分の立ち位置に迷う人が多いです。

兄弟がいれば、「姉がいて、僕がいて、弟がいる」というふうに、日々自分の家庭内でのポジションを意識します。

年齢の近い兄弟だと、弟や妹というのは、無意識のうちに兄や姉を基準にして差別化をはかろうとすることがあります。たとえば、姉が成績優秀だと、弟は勉強という同じ土俵を選ばずに、部活動に精を出すといったようなことです。

けれど、一人っ子だとそこまで考えることがありません。

自分の座標がわかると、自分を見失いにくい

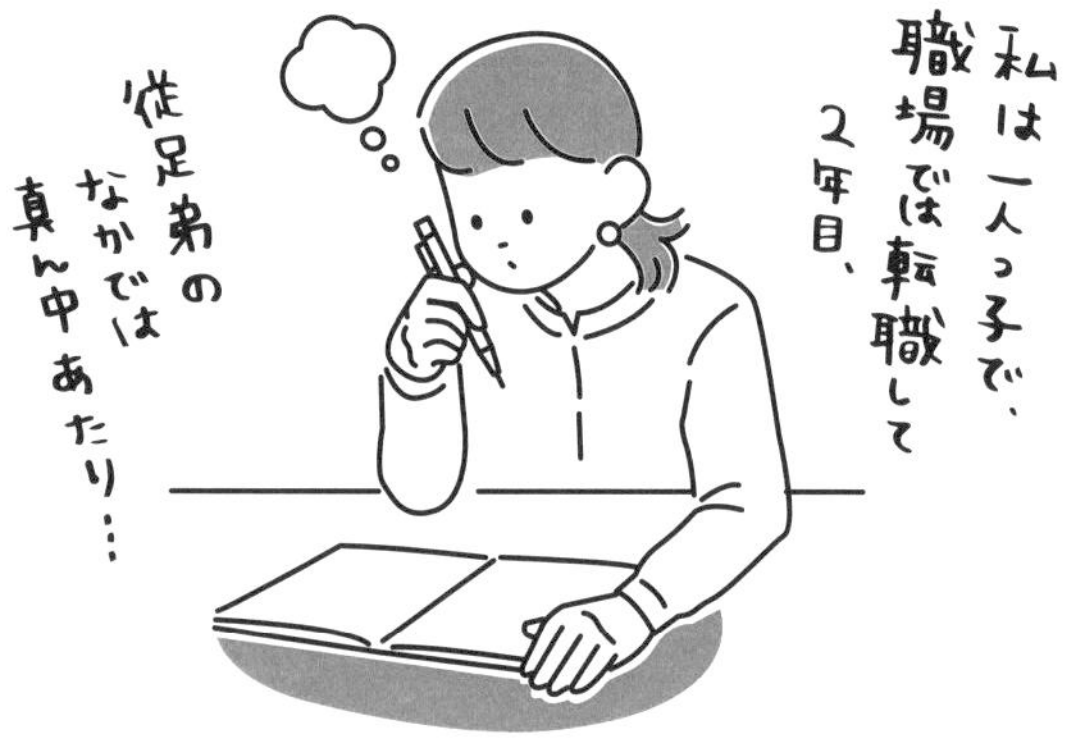
私は一人っ子で、
職場では転職して
2年目、
従兄弟の
なかでは
真ん中あたり…

他にも、従兄弟のなかの立ち位置、クラスでの立ち位置、チームでの立ち位置、職場での立ち位置など、さまざまな場所での立ち位置が考えられます。

ぜひ、自分の立ち位置を考えてみましょう。

自分の座標を知ることはとても重要です。

自分の立ち位置を認識できていない人ほど、人の目が気になりやすいからです。

「私がこういうことをしたら、この人は私のことをこう見ちゃうんじゃないか」というふうに警戒して、自分を出せなくなることがないでしょうか。

この場に合わせないと、誤解されたり、

妙なレッテルを貼られるかもしれないと感じるから、自分らしく振る舞えなくなるのです。

自分が思っている「普通」と距離を置こう

研究者でも、ずっと同じ大学にいる人は、複数の大学を渡り歩いている人より自己認識が弱くなりやすいです。「その大学の基準」が身についてしまうので、評価されないと自分がダメなのかと思ってしまいます。

私自身も、日本にいるときは「なかなか評価されない」と悩んでいましたが、アメリカに行って成果を認められると、自分は間違っていなかったと自信をもつことができました。

さまざまな場所に自分を置いてみると、自分が思っている「普通」の偏りが修正されていくので、こだわりが減り、自由にものを考えられるようになってきます。

それに加えて、「普通」という軸の他に、「自分の軸」をもちやすくなります。

私はこれを、普通に対する「対立軸」と呼んでいます。

対立軸をもつことで、「普通」と自分を対比し、自己認識を上げやすくなります。

「みんながこうなら、自分はこうしてやろう」とか「自分は多数派とは考えが違うようだ」というふうに、「他人と違う部分」に注目するのです。

先ほどの、姉が勉強なら弟は部活動というのもそういうことです。

自分が思っている「普通」と自分の距離を冷静に見ることができると、「普通」に対して自分なりの考えをもつことができるようになります。

03

ストイックな生活で自分像がクリアになる

日々のやること、やらないことを決めよう

みんながみんなというわけではないですが、自分の気持ちがわからない人は、生活のなかでルールが少ない傾向があります。

人は「自分を律する、我慢する」というストイックな生活をしているほど自己感情が高まり、気ままな生活が長くなるほど自己感情が低下します。

自分を律すると自分を客観的に認識しやすくなるし、自分の行いを振り返ることも多くなるためです。

ですから、食が細くて、しっかり運動して、きっちり時間を守るような人は、ルーズな生活をしている人より、自分の気持ちを認識しやすいです。

自分の気持ちにうとい人は、まず生活を見直していくと効果的です。私がクリニックを訪れる人に最初に教えているのも、自分の気持ちを生成することではなく、まずは日常の行動の仕方に白黒をつけることです。


「朝は自分でご飯をたいて、目玉焼きもつくってください」

「朝起きたら1行文章を書いてください（言語化の練習）」

「○○は、今日からしなくていいです。いったんやめてみましょう」

「これをここまでやってください、そしたらできるようになる」

「僕ならこうするけど、君の場合はこれがいいよ」


といったように、することとしないことを決めてあいまいなことを減らしてあげる。

なんとなくではなく、予定通りに決めたことをやることが大事です。

自分の気持ちにうとい人は、自分の意思で確信をもった行動をとれていないことが多いので、最初は第三者の私が相手に合わせて必要な線引きを行います。

気持ちが育ったら何かをやるんじゃなくて、何かをやって気持ち育てるのです。

気持ちがないのに、「自分の気持ちにしたがう」は無理です。
自分の気持ちにうとい人は、頭で考えているとあれこれ悩んでしまうので、行動に移し替えることが必要です。

小さな逆境が脳を活性化する

自己感情を高めるトレーニングとしてすぐにできるのは、生活のなかに「億劫だけどやる」行動を、なるべくたくさん取り入れることです。

「早起きは苦手だけど、朝ジョギングしよう」
「今日は雨だけど、散歩してみよう」
「エレベーターを使わない生活をしよう」
「興味ないけど、美術館に行ってみよう」

というように、生活のなかでラクなほうを選ばずにちょっとした逆境をつくるわけです。

体を動かさず、時間的制約もなく、空腹にもならず、不便もないといった緊張感のない環境は、脳の働きを著しく悪くします。

環境が整いすぎていると、それだけ刺激やインプットが減るので脳機能が全体的に弱くなります。

感情系脳番地はもともと発達しにくいですが、じつは脳が全体的に未発達だったり、働きが鈍くなっている可能性もあります。

脳は機能ごとに場所がわかれていますが、働くときには必要に応じて複数の場所が連携して働いています。だから、感情系脳番地を単体で鍛えるだけでなく、脳のあちこちを使うことで、自然と感情系脳番地に刺激を与えることになります。

脳は、使えば使うだけ成長しますから、生活のなかにいろいろなルールや予定をつくってこなしていくことが大事です。

脳の特性上、何をやるのも最初が一番面倒で大量のエネルギーが必要ですが、やることの難易度をだんだんと上げていくことで耐性がついてきます。

COLUMN

食の幅を広げると共感力を高めやすい

食の話をすると、偏食がちな人は自己感情が強い人が多いです。食のセレクティビティの高さはこだわりの強さでもあり、自分のことに集中して我が道を行くタイプになりやすいのです。自己感情が強すぎると、自分の気持ちにうとい人とは逆に、周りの人と協調する力が弱くなります。右脳感情と左脳感情は、相互に作用しており、バランスは重要なので、どちらに偏りすぎても生きずらくなります。

そこでおすすめなのが、意識して食の幅を広げることです。より高級なもの、まだ食べたことのないもの、いきつけではないお店のものなど、グルメになると共感する力もついてきます。おせち料理の売れ行きがいいのは、せっかくの非日常を利用して刺激を受けたい人がそれだけ多いということです。

なお、偏食の方は太りにくいですが、痩せている人と太っている人なら、太っている人のほうが周りに影響されやすく共感力が高い傾向があります。

ぐるぐる同じことばかり思い出してしまうときは

自虐的になると自己客観性がなくなる

ストイックな生活をすると、1日のなかにあれこれ予定ができてきます。

悩みがぐるぐると頭のなかで堂々巡りしているときは、予定を入れてこなすことが一番です。自分の感情と付き合う時間を短くすることができるからです。

嫌なことを繰り返し思い出して延々と不快感情を掘り起こしていても、自分を客観的に認識することができません。予定をこなすことに注力することで、いったん不快感情と距離を置きやすくなります。

また、自分で決めたことを自分でこなしていく行動は、確実に自分の自信になり、自発性を向上させていきます。

私のところに相談にいらっしゃる方は、自分に自信がない方が多いです。

「自己感情が低下している」ことと「自信がもてない」ことは、厳密には同じではありませんが、併発しているケースが大半です。


自虐的になると、自己客観性がなくなり、感情が鈍くなっていきます。

加えて、「あなたはそういうところがダメだ」と否定されたり、他人に八つ当たりされたりすると、今度はそれを感じないように自分で調整するので、イヤな感情までもが感じにくくなっていきます。

苦しくても、悪いのは自分だと思い込んでいるので、自分のなかにわいてくる感情を隠すようになってしまうのです。

負の感情にとらわれているときにまず大事なことは、自己客観性を取り戻すことです。自分の負の感情といったん離れる時間をもつことで、自分の感じ方やものの見方が周りとズレているのか、類似しているのかを確認できる機会ができます。

限局的になった脳の働きを回復させるには？

以前クリニックを訪れた30代の女性で、仕事の悩みで内にこもりがちになった方がいました。

彼女は成果を出してもなかなか認められず、勤務先の社長に「もっとビジネスの本を読んで勉強しろ」と何度も厳しくいわれて、落ち込みから浮上できなくなっていたのです。

「本を読んでも、世の中のすごい人のようにはできません。それに一人でいると、自分のダメなところがフラッシュバックのように頭のなかによみがえって、そのことばかり考えてしまう」ということでした。

こんなふうに、同じことばかり頭に浮かぶようになったら、抜け出すのは大変です。こういう人の脳を診断すると、たいてい特定の脳番地だけが活発に働いて同じことを繰り返しています。

具体的には、過去の記憶を呼び出す記憶系脳番地（思い出したり覚えたりする機能）と思考系脳番地、それに感情系脳番地の３カ所だけで、信号がぐるぐる行き来しており、負の回路が強化されているのです。

そして、それ以外の脳番地では大幅に機能が低下している状態です。

新しい習慣をつくって自分を立ち直らせる

脳を限局的にしか使えていないときには、まず身体を動かすことが大事です。

身体が動いているときには、目や耳、筋肉を使いますし、行動に伴って入ってくる情報の処理も行う必要がありますから、強制的にたくさんの脳番地を使うことになります。

生活のなかにやることがいろいろあると、脳を万遍なく使うことができるのです。

この方は料理が好きということだったので、「毎日サンドイッチをつくってインスタグラムに投稿してください」とすすめたところ、３ヶ月たたないうちに効果が表れました。

具を決めて、買い物に行って、サンドイッチをつくって、投稿するという日課を生活に組み込むと、ぼんやり悩んでいる時間はかなり減ります。

また、作品が増えていくと、自分がよくできたと思うときには高評価がつき、いまひとつだなと思うときにはそれほどの評価がつかないことに気づきました。

他者からのフィードバックによって、自分の考えと他の人の考えに大きなズレがないことがわかってくると、それも自信になってきました。

こうして少しずつ、自分のことを客観的に見られるようになることで、冷静さを取り戻すことができたのです。

記憶を更新して負のループから離れよう

これは、「古い記憶→感情→思考」の負のループの起点になっている古い記憶を、新しい記憶にうまく更新できたからです。

ループに新しい経験を割り込ませると「経験（視覚・聴覚・運動）→理解→新し

「感情のループ」から「理解のループ」へ

じっとしていると、古い記憶にとらわれて
不快感情を再確認し続けることになる

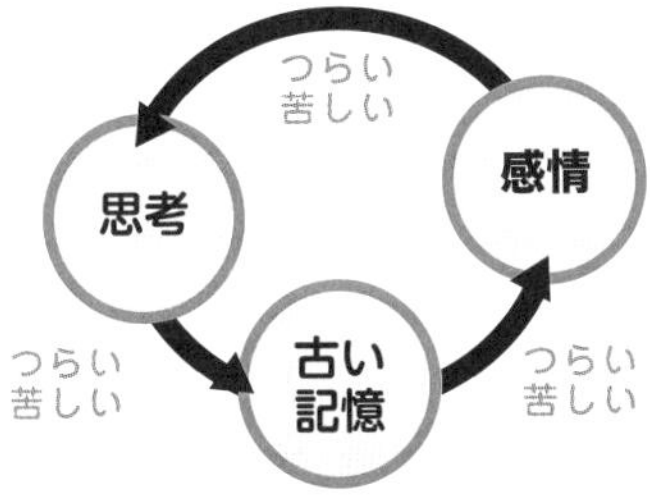

新しい経験をすると**脳が新情報を理解して**
記憶が更新されるので、感情も思考も変わる

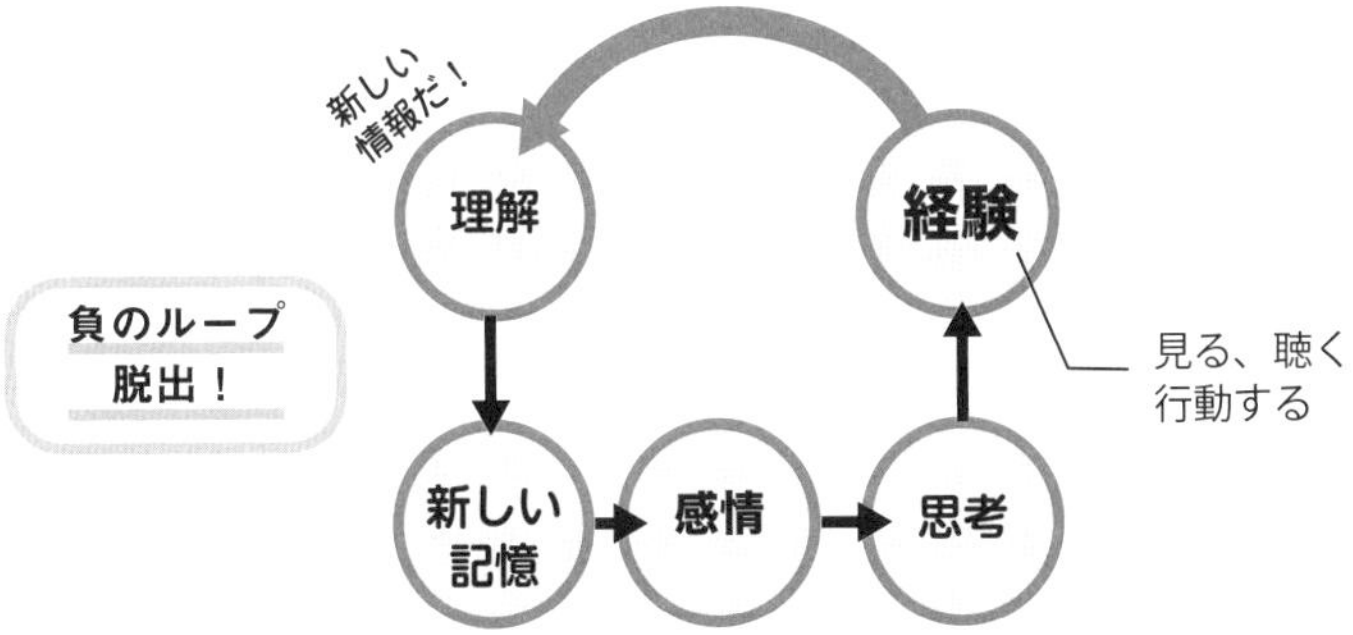

い記憶」というふうに記憶が更新されます。

理解系脳番地は、外部から入ってきた新しい情報を「理解する」機能を担当します。脳が「わかった」「そういうことだったのか」と理解することで、記憶として定着しやすくなるのです。

古い記憶を起点とする感情のループに入っていると、理解系脳番地が弱くなりやすいです。

しかし、生活に新しい経験を取り入れていくと負の感情から離れやすくなるので、そこが不快感情の負のループを抜け出すチャンスなのです。

ですから、今いる場所で認められない、からと内にこもらず、積極的に行動を起こしていくことが大事です。行動を継続して自分でそれを振り返るようにすると、不快感情を再確認し続けることから離れて、自分の軸を取り戻しやすくなります。

過去を振り返ると自分に自信がつく

記憶はアイデンティティの土台

また、自分の座標を知るには、自分の過去を振り返るのも非常に有効です。

自己感情が弱い人には、子どものころのことをよく覚えていない人が結構います。周りに気をとられがちで、自分のことを思い返すことが少ないためです。機会の少なさは、そのまま記憶の弱さにもつながっていきます。

患者さんに「小学校2年のときに仲良しだった友達の名前は？」と尋ねると、すんなり出てこない人も多いです（とくに発達障害の傾向がある方は、幼少期の記憶があやふやになりやすいです）。

「そんな昔のことは覚えていなくても不思議じゃない」と思う人もいるかもしれませんが、子どものころから気持ちと行動が一致しているような人は、覚えている確率が高いです。

気持ちが明確な人は主体的に行動しているので、思い出が多く残りやすいのです。

生きてきた道のりを振り返る

ですから、自分の気持ちが明確になりにくい人は、ときどきアルバムを見返したり、当時の流行っていた音楽を聴いたり、家族旅行の話を家族としてみるなどして、過去のことを思い出してみましょう。

人生はフィルムが回っているようなもの、できごとのつながりです。

過去のことを映像で思い出して言語化できると、自己認識も上がるし、アイデンティティが強化されます。

クリニックでは、患者さんに、ご自身のプロフィールをできるだけ詳しく書き出してもらうこともあります。

過去の映像はアイデンティティを強化する

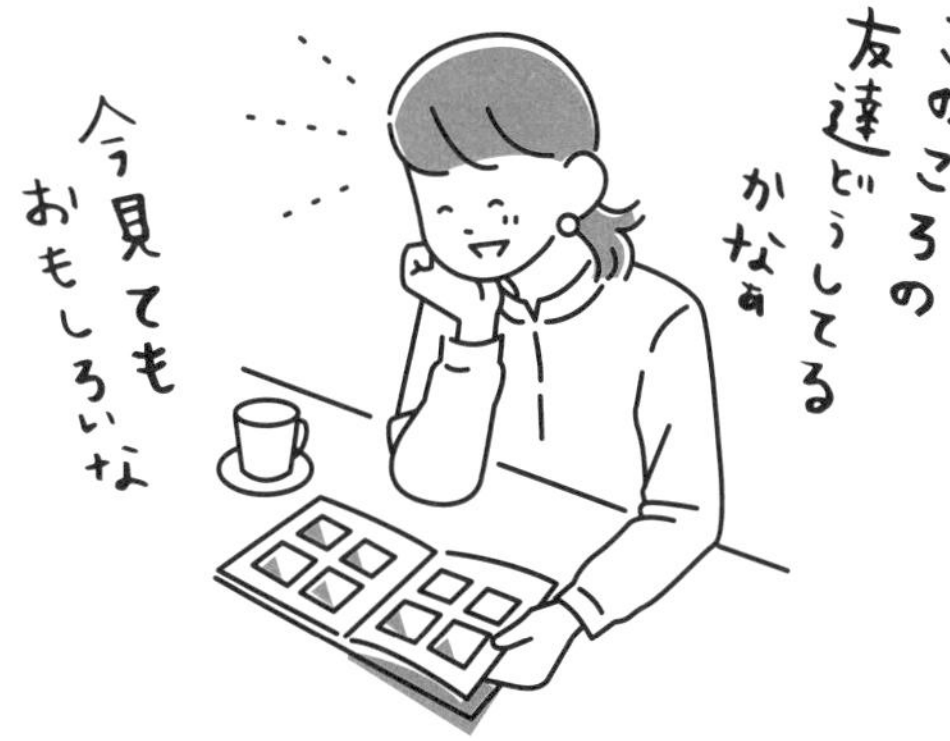
このころの友達どうしてるかなぁ
今見てもおもしろいな

自分がどういう人間かわかるほど、基準依存になりにくく、自分の判断を信頼できるようになるのです。

家系図をつくるとか、占ってもらうというような、「自分は何者なのか知りたい」というニーズに応えるサービスが人気があるのは、娯楽としての楽しさだけではなく、それが間接的に自分の自信につながるからと言えるでしょう。

振り返っても記憶が薄れている場合は、今から何か継続するといいでしょう。

たとえば、毎朝のウォーキングを10年続けてみると、10年後には振り返ることができるものが一つはできるのです。

昔の友達とは心が通いやすい

さらにいうと、年齢を重ねたら昔の友人に会うのも有効です。

昔の友達というのは、どんな人でも自分の一部になっています。

だから、感情的な話をしたわけじゃなくても、自分の気持ちをたくさん聞いてもらったような充実感を得られます。

還暦もすぎた友人間のライングループで、お互いをほめあったりしていることはよくあります。そこでは、単なる情報交換ではなく、感情の交流を求めてコミュニケーションをとっています。

感情を解するコミュニケーションが一言あるだけで脳が活性化します。

自分の気持ちにうとい人は、周りをうかがいすぎるので、そういうところに入っていくのが苦手です。

日頃の感情の交流が少ないというのは、それだけ脳を働かせるチャンスが少ないということであり、本人も周りの人もなかなか気づきにくい脳の悩みです。

けれども、根っこが同じ昔の友人なら、ちょっとしたことでも心が通うのがわかります。

記憶と感情は結びつきが強く、脳がそのころの状態に戻ったのではないかと思うほどよく働きます。

もし、昔の友人に会える機会がなくても、その頃の記憶を呼び起こすものならそこその効果があります。たとえば、老人ホームで、お年寄りに懐メロを聴いてもらうと、脳がものすごく活性化します。

これは、感情系脳番地の強化につながるだけでなく、脳の老化に対抗する意味でもいいことです。ぜひ、過去の思い出に頼ってみてください。

08

「面倒くさい」は運動習慣で消えていく

「自己主張が少ない」のは自発機能の弱さが原因

いつも周りに合わせて行動している人は、周囲に内向的な印象を与えていることがよくあります。

ただ、現実には、内向的というほど内向きなわけでもなく、面倒くさがりといったほうが近い人も大勢います（もちろん、人間ですから気分の浮き沈みで内向きになることもありますが）。

こういう人たちはアウトプットが少ないです。

「こうしたい」という気持ちがわきにくいので、自己主張も少ないし、自発的に何か行動を起こそうとすることも少ないのです。

受け身の状態のことが多い根底には、自発機能の弱さがあります。

普段から「自分でプランニングする」「自分で選択する」ということをやっていないので、脳のなかに貯めた経験値や記憶などの脳の機能が十分に生かされていないのです。

脳機能を高めてアウトプットを増やそう

脳は普段使っている部分が主に働き、そうでない部分は機能が落ちますから、行動が少ない人は脳の働きが限局的になっていきます。

普段から自発性がない人は、さらに自発性がなくなっていく仕組みです。

パソコンの前で一日中仕事をしている人は、よく考えているように見えますが、実際には脳の一部しか使っていません。よく知っていることや慣れていることをやるのには、脳の使う部分は決まってくるからです。

自分でプランニングする、選択する機能をもっているのは、前にも述べた脳の

「思考系脳番地」です。思考系の決定にしたがって、脳の他の脳番地に命令を出しています。

思考系が運動系に命令を出すことで、私たちは身体を動かすことができるのです。脳のいろんな場所を使うには、新しいことをやるのが一番です。

ラジオ体操を日課にしてみるとか、登山やハイキングに出かけるとかです。とくに身体を動かすと、普段使っていない脳のいろんな機能をいっぺんに使うことができるので、脳の処理機能の偏りを減らせます。

新しいものを見たり、聞いたり、触ったり、さまざまな情報が入ってくると、それを受けて考えたり、記憶したり、気持ちを生み出したりしやすくなります。脳全体を使うことで、感情系脳番地にもよい影響を与えることができます。

そもそも「内向的な人」ってどんな人？

世の中には「外交的な人」と「内向的な人」がいるといわれますが、はっきりと線引きすることはできません。人間はうまくいっているときは外交的に、そうでないときは内向的になりやすいからです。

強いていえば、生きるのがあまり上手ではない人が「内観に走りやすい」ということはいえます。

内観とは普通は自分の内面を分析することですが、そのなかで「あれが悪かったのかな」「あの人がいなければよかったのに」とうまくいかない原因を外部に求めてしまうことも多々あります。

すると、右脳の感情系脳番地が活発になり、外部からの刺激に過敏になります。「なんで、どうして」と、何時間もぐるぐる同じことばかり考えてしまうときは、ものすごく脳の働きが制限されている状態です。

「内向きだから行動できない→行動できないから内向きになる」という循環に入っているので、どこかで行動を起こしてこのサイクルを止める必要があります。

アルバイトなど忙しい環境に放り込まれると、感情から離れやすくなるので、内向きがすぐ解消する人もいます。

働き方にも向き・不向きがある

自分に合った環境を選べるに越したことはない

自分が周りの環境に影響を受けやすいタイプかどうかは、今でいえばリモートワークで仕事がしやすいかどうかを考えてみるといいかもしれません。

リモートワークを支持する人はたくさんますが、物事にはなんでも向き・不向きがあり、生産性が上がる人と、生産性が下がる人がいます。

在宅勤務になると、明らかに仕事の生産性が下がるタイプの人がいます。

「通勤」という習慣によって1日のリズムをつくっている人や、周りにいる人がペースメーカーになっている人、周りの人との会話などを通じてアイデアを発想している人などがそうです。

刺激が少ない環境に同じ状態でずっといると、頭の働きが鈍くなってきます。

こういう人は、パソコンの画面ごしに打ち合わせをしているとすぐにわかります。

イライラしてくるのか10分もすると身体が振動してくるのです。

貧乏ゆすりをする人は、覚醒度が下がりやすく、身体を揺らして覚醒を上げようとしているのです。

一方、在宅勤務で生産性が上がる人は、雑用や人間関係のわずらわしさ、隣席の人の貧乏ゆすりなどから解放されて、ホッとしています。

「今まで無理していたんだなあ」と改めて気付く人も多くいます。

周りからの影響を受けやすい人は、刺激の多いところにいると、気力が削られて能力がちゃんと出せない場合も多いです。その点、一人でいるときは自分の気の向くままに「自分のペース」で集中できるので快適です。

もともと引きこもりがちの人も多く、変化が少ないことがあまり苦になりません。

一定の環境下において生産性が上がる人と下がる人は、どちらが良い、悪いということはなく、脳の働き方が違うだけです。自分に適した環境にいれば、適さない環境にいるよりは、脳が働きやすくなります。

変化のない働き方を打破する工夫も必要

働き方も多様化していくと、自分がどういった環境なら成果を出しやすいのか知っておくことはとても重要です。

ただ、「変化のない場所で一人で黙々とやっているほうがラク」なタイプの人は、少し注意が必要です。

脳の成長の観点から言うと、刺激のない環境にずっといることは望ましいことではありません。一時的にはいいかもしれませんが、とくに30代後半以上の方は、脳の衰えに直結します。

同じ課題を与えても、20歳前後の人の場合、めちゃめちゃ無駄なぐらい血液が脳に上がります。前頭葉が、それえだけ生き生き働いているのです。

けれど、40代、50代、60代になると、脳はびっくりするくらい余計なことはしません。同じ課題をクリアしていても、必要最低限のことしかしないのです。

だから、自動的な脳の省エネスタイルを打破するために、自分で工夫して脳を働かせる環境をつくらないと、脳の使っている範囲はどんどん狭くなってしまいます。


それに、刺激の少ない環境に長いこといると、環境に動かされるストレスは減っても、今度は通常レベルの刺激への耐性がなくなっていき、外へ出たときに今まで以上にストレスを感じるようになります。

快・不快の感覚を感じる機会が減りますし、「あれが好き」「これがしてみたい」という人間的な気持ちも生成しづらくなります。

人に会ったり、あちこち場所を移動するのが苦にならない人は、そうした習慣をキープしたほうが間違いなくいいです。

刺激と共存できる脳の耐性をつくるために、自発的に行動することを心がけていきましょう。

08

自発性を支えているのは「欲求」と「熱量」

あっという間にテンションが下がるのはなぜ？

自発性が少ない人は自己感情が低いだけでなく、熱量も少ないことが多いです。だから「労力」を使いたがりません。

一つのことに持続力がなく、興味の対象が変わりやすいですが、行動力が伴わないので、実際に何かが起きることは少ないです（決まった仕組みのなかでなら、持続性も発揮できるし、自分を生かすこともできます）。

新しい趣味も、ちょっとやってみたら「もういいか」と、すぐブームが終わってしまいます。興味をもってからなくなるまでの一連のプロセスが、脳内で短期間で完結してしまいます。

一つひとつのテンションの山が低くて、自分のなかで一瞬盛り上がってもすぐに萎えてしまうので、端からは、「やる気がない人だね」「本当はどうでもいいんだろうね」と思われてしまうこともあります。

欲求の強さが不安を乗り越える仕組み

熱を生み出しているのは主に、男性ホルモン「テストステロン」です。男性ホルモンといっても、実際には女性にも多くあり、私たち人間にとってかなり重要な働きをしています。

脳の仕組みからいうと、熱量がない人ほど、あれこれ考えて動きません。逆に熱量が大きいと、脳の「運動系脳番地」の働きが活発になるため、行動的になります。筋肉を動かす機能を担う運動系脳番地の機能が高まれば、指令を出している思考系との連携が強くなるのです。

その場合、感情系脳番地の働きが弱くても、運動系脳番地がその欲求を拾って行動を後押ししてくれます。

たとえば、脳では運動系脳番地と感覚を感じる脳の場所が隣り合っています。そして、熱量が大きくなるほど、身体に痛みを感じていても行動を起こしやすくなります。

どうしても見たい試合があるときに、風邪気味でも会場に足を運ぶのは、運動系脳番地が活発に働いているからです。逆に運動系脳番地があまり働いていない人は「行きたいけど、風邪ひいているからムリそうだ」と消極的になります。

これは、運動系脳番地と感情系脳番地の関係でも同じです。

怖そうな人に話を聞きたいときも、運動系が強かったら身体が動いてさっさと聞きに行きます。感情系の不安のほうが大きいと、「行きたいけど、怒られそうだしやめておこうか」と欲求がしぼんでしまいます。

テストステロンが増えると生きやすくなる

テストステロンは、個人差はあるものの、適切な睡眠と軽めの筋肉運動で簡単に

有酸素運動で簡単に自分を変えられる

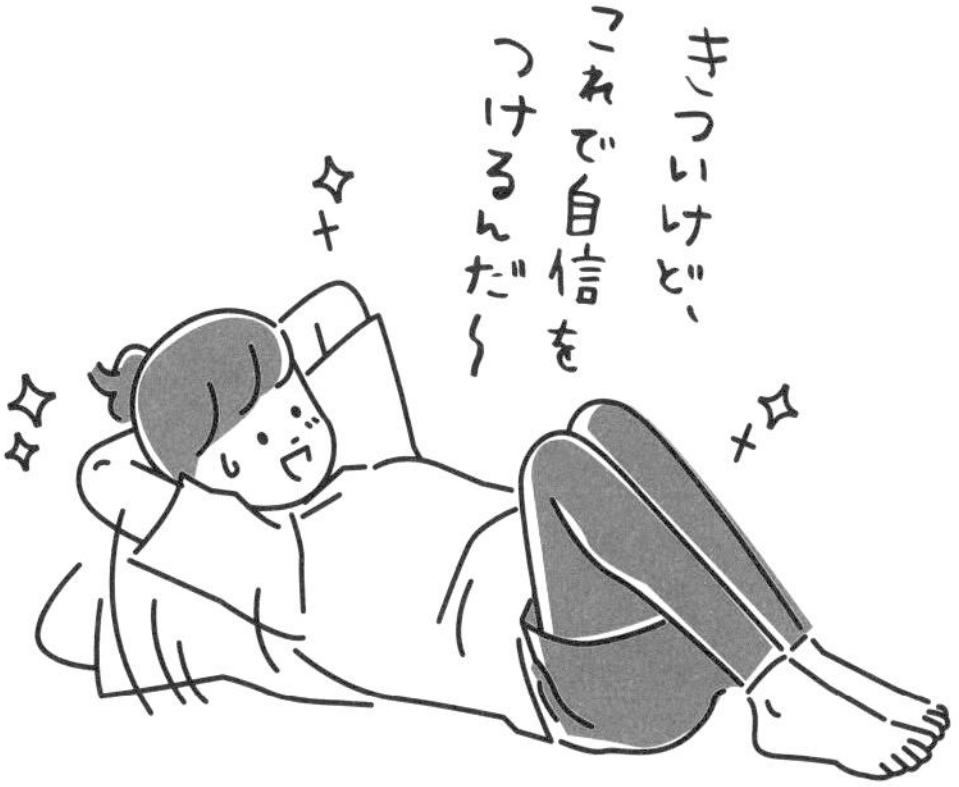

分泌量を増やすことができます。行動的になりたい方は、スクワットや腕立て伏せなどの有酸素運動を毎日30分程度行うといいでしょう。

ちょっときつめの運動は忍耐を伴いますが、耐えることは自発性を養います。

他者との議論やトラブルが起きたときなど、言い返すのも自発性なら、戦略的に我慢するのも自発性です。

どうしていいのかわからないのは、奴隷です。

テストステロンは、人格面への影響も大きく、社会性や公平性、リスクへの耐性を高めます。運動している人のほうが、自信をもって人に強気で接していけるのも、脳全体の働きがよくなるのに加え、テストステロンの影響が大きいでしょう。

テストステロンが多い人ほど、意欲や積極性が生まれやすく、感情が表に出やすくなります。

COLUMN

「感情を出さない」のは社会では通用しにくい

喜怒哀楽の感情を出せないのではなく、意図的に表に出さない人がいます。「自分の感情を察してほしくない」のです。

そこには、「弱いところは見せたくない」「興味があるなんて言いたくない」という強い気持ちがあります。

思春期に、子どもは親とコミュニケーションをとりたがらなくなります。子どもの側からすると、親が子どものことをべらべらしゃべるたびに、「うちの子はこういう子だ」と決めつけているように感じるのです。

子どもからするとこれは抑圧です。

親にはそんなつもりはないのですが、子どもは親の言葉を真に受けるので、型にはめられるようで嫌なのです。

ただ、大人になってもこんなふうに「自分のことを決めつけられたくない、自分を見せたくない」という状態が続いていると、うまくいかないことが多くなります。思考や理解だけで仕事や生活を回しているから、次のような困った行動を取りやすくなるからです。

・お詫びをしなければならないときに感情を出すのが嫌で逃げる
・普段は黙りこくっているのに自分に都合のいいときだけ前に出てくる
・学歴などのその場に関係ないことで他者と上下関係をつくろうとする

昔だったら、この手の若者は会社の上司が、生涯雇用と思い、見かねて育ててくれましたが、今はみんな自分に割り振られた仕事に手いっぱいで、忙しいので放って置かれてそのまま年齢を重ねていきます。

大人になったら「感情の見せ方」も一つの技術であり、自分で気づいて訓練していくことが必要なのです

第 5 章

主体性を取り戻すための生活習慣

「気持ち」が生まれやすくなる習慣づけをしよう

新しい習慣が脳を活性化させる

4章で、ストイックな生活をしている人ほど、自分の気持ちが明確になりやすいという話をしました。

これは、なんとなくとりとめのない生活をするのではなく、自分の意思で新しいことをはじめたり、生活に習慣をつくっていくということです。

脳は慣れないことをやるときに、一番成長します。

たとえば、ふだんほとんど掃除をしない人が、仕事を一生懸命やりながら、家もクリーンに保つ習慣をつけるのは、かなりハードルが高いです。

普段やっていることの延長なら簡単にできますが、新しいカテゴリーのことを

「組み込む」のは、脳のなかに回路ができていないので、多くのエネルギーを必要とします。だから面倒くさいのです。

けれども、一つずつでも新しいことを足したり引いたりして改善していくと、脳に新しい回路ができ、キャパシティも広がります。

朝30分早起きをして近所を散歩するとか、普段飲むお茶やコーヒーを紅茶やハーブティーに変えてみるなどすると、脳が活性化され、新しい発見にもつながります。

人は今いる環境を好きだと思い込んでしまう

人は自分がいつもいる、慣れた環境を肯定しやすい傾向があります。

それが汚部屋だろうと、住めば都になるのです。

かなりインドアな人だと、「俺は部屋に一人でいるのが好きなんだ」というふうに思い込んでいきます。

環境のほうに自分の気持ちを適応させようとするのです。

同じ部屋にずっと一人でいるのは、かなり情報が制限されている状態です。たまに外に出ると、明るい日光に不快感を覚えたり、避けたりしはじめます。外の環境刺激がことごとく強すぎるように感じるようになるためです。

たまに、「なんでこんなことを嫌がるんだろう」と思うくらい、ちょっとしたことでもストレスに感じて受け入れたがらない人がいるでしょう。

「私はそういうのダメなんで」とか「そんなの、そっちでやってくださいよ」とか、少しでも負担を感じることには距離を取ろうとします。

脳の働きが制限されているから、生活も、好みも、思考の幅も狭くなっていて、自分の器のなかに入る入らないと無意識に判断してしまっているのです。

こんなふうに、自分を閉ざしてしまうと、自発的な自分の気持ちは生まれにくくなってしまいます。

ストレスとは、「前頭葉」の働きが弱まること

こんなふうにキャパシティが小さくなっているときは、いつもいる場所とは違う環境に身を置く工夫をしましょう。たとえばコンビニへ行くにしても、いつもと違

う店舗へ行ってみるとか、通勤も駅から家までのルートをいくつか作って、毎日変えるなどです。

少しの環境の変化が、脳に新しい刺激を与え対応の幅も広がっていきます。

「あの人ってキャパがないよね」というときのキャパシティとは、私にいわせれば前頭葉の働きの程度のことです。

前頭葉は、思考系、伝達系、運動系、そして感情系の脳番地の働きが主体です。これらの脳番地がしっかり働かないと、ささいなことでも負担に感じられます。ストレスとは、脳の「前頭葉」の働きが弱くなることなのです。

前頭葉の働きを回復するには、毎日5キロくらいの距離をしっかり周囲を観察しながら歩くのもおすすめです。歩行は思考系と運動系を使うし、目的地を決めて散歩することも前頭葉への刺激になります。

前頭葉への刺激は、もちろん感情系の発達にもよい影響を与えます。

前頭葉を働かせる簡単な方法は「散歩」と「睡眠」なので、しっかり寝て、散歩をする習慣を繰り返してみてください。

寝付けなくても毎日同じ時間にベッドに入る

人は覚醒度が下がっていると集中できない

1日中座ってPC業務を行っているなど、同じことを長時間繰り返してると、脳が主体的に働かなくなり、おのずとやる気が出てこない状態になっていきます。

この脳の状態を和らげるのに効果的なのは、睡眠をしっかりととることです。

普段睡眠時間が少ない人は、毎日7時間は眠るようにしましょう。

記憶の整理と脳の老廃物の排出にそれくらいの時間は必要です。

7時間眠れば覚醒度も上がるので、翌日の脳の働きがぐっと良くなります（覚醒とは、目覚めている状態のことです）。

周りのことに気をとられて、理由もなくささいなことが気になったり、集中できなくて落ち着かないのは、必ずしも今に原因があるわけではありません。

昨日、彼氏に文句をいわれたせいだったり、上司にガツンといわれたせいで、脳がストレスを感じて覚醒度が下がっていることもしばしばです。

つまり、昨日しっかり眠っておけば、今日はまだマシだった可能性が高いのです。覚醒度が下がった状態を「低覚醒」と言い、眠気があったりして脳がぼんやりしている状態のことです。

目の前のことに集中できずにイライラするのは、「今の状態を変えてくれ」「もっと脳を働かせてくれ」というサインです。

理想的な睡眠は、夜11時までに寝て、朝7時までに起きる。これで7時間以上の睡眠が確保できます。

十分な睡眠によって、脳に余裕をつくっておくことが必要です。

眠れないのは「不安から逃げ出したい」から？

なかなか寝付けないときは、やることに追われていたり、気がかりなことがあっ

たり、何かのプレッシャーがかかっている
ことが多いです。
先の予想が立たないなかでの不安による
睡眠不足は、脳の働きを急激に悪くし、脳
の成長を鈍くします。
「脳が働かなければそこから逃げられる」
という、一種の防衛本能です。
睡眠不足が継続することで、どんどん脳
の使える領域が少なくなっていきます。
ですから、睡眠時間を削ることがないよ
うに、毎日同じ時間にベッドに入って寝る
時間を確保しましょう。
今は寝付けなくても、毎日続けることで
睡眠の習慣をつけてくことができます。
規則正しい生活をすることで、毎日決

「先が見えない不安」による睡眠不足は、防衛本能

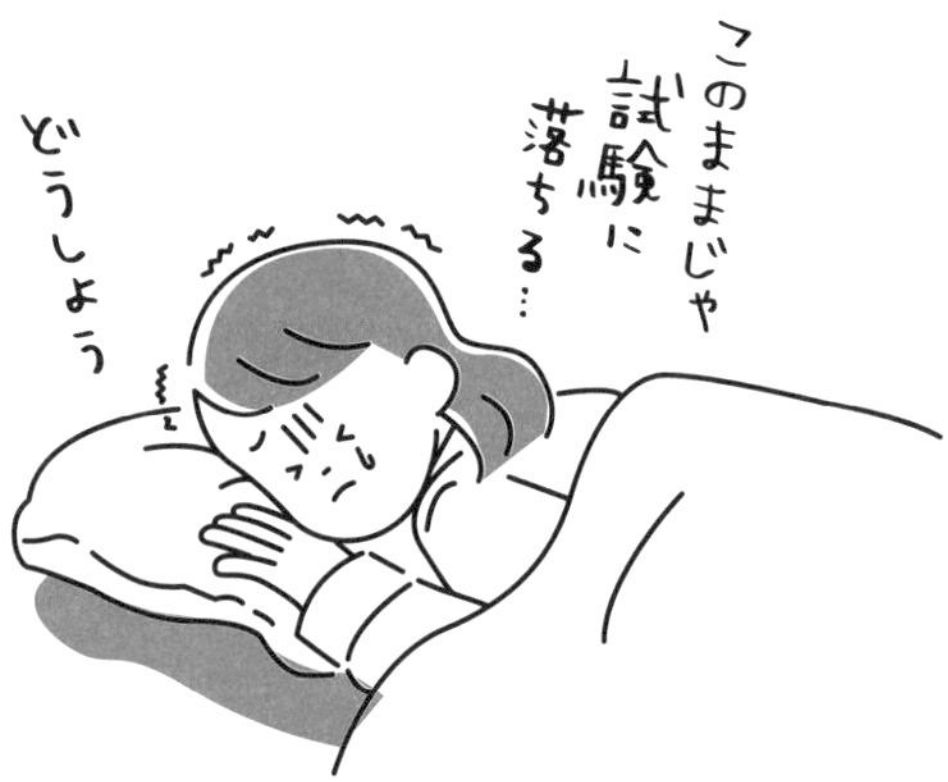

まった時間に、入眠に必要な分量のメラトニン（睡眠ホルモン）が出るようになります。

メラトニンの分泌量が少ない場合は、寝付きが悪く少しの刺激でも目が覚めたりするので、部屋を真っ暗にしてアイマスクをしたり工夫をしましょう。

つらいことがあると眠れなくなる理由

自殺する人は悪夢を見る頻度が高いといわれます。

これは悪夢障害といわれ、毛虫や怖い動物に対峙したり、何かに追いかけられたりするようなものです。ストレスが多いと悪夢を見やすくなり、睡眠不足になるために、ひどい場合は死への願望が高まってくるのです。

悪夢を見る頻度が高くなってきたら、病院にいくことも検討したほうがいいです。自分の気持ちに気づくきっかけにもなります。

脳には、眠っているあいだに記憶を定着させる仕組みがあります。

「知り合いが重い病気にかかった」とか「長い付き合いの友人が亡くなった」というような、つらい出来事があったときに寝付きが悪くなることがありますが、「定着させたくない」出来事があると、脳のメカニズムで眠れなくなってしまうのは自然な生体反応です。

これに関しては、何日も続かなければ、不眠にはあたりません。

ドラマを見て感情のストックを大量消費する

自分の気持ちに気づきやすくなる感情体験

脳の働きが偏って感情系脳番地が働きにくくなっているときは、ドラマを見るのがおすすめです。ドラマは感情系脳番地はもちろん、脳全体によい刺激を与えます。

私の場合なら、刑事ドラマを週に3本は見るし、今まで最高にハマったのは韓流ドラマの「トンイ」でした。

主役のトンイがとても魅力的で、トンイが苦労をさせられても知恵をしぼって行動していく場面になると涙がボロボロ出てくるのです。

こんなふうにドラマなどを見て涙が出るときは、「なぜ、あの場面で涙が止まらなかったのだろうか」と、感情体験を言語化して振り返ってみるといいです。

自分の幼い頃の境遇に重ねて見ていることに気がついたり、いつのまにか主人公をとても応援している自分を発見できたりするからです。

泣かせてくれるドラマは、自分の気持ちを発見できる最高の感情体験になります。

また、感情のままに泣くという行為は、脳のなかに言語化されないままわだかまっている感情を大量に消費して、脳を一気にスッキリさせてくれます。

見終わるころには脳が柔軟性を取り戻して、フルに働く準備ができています。

とくに、感情を言語化するのが苦手で、あまり表に出せない人は、自分の本当の気持ちに気づくきっかけとなり、自己感情の言語化につながりやすくなります。

泣くと視覚の精度がぐっと上がる

泣くことによって脳が働き出すと、とくに視覚の精度はめざましく上がり、本当の意味で周りの人たちの気持ちがよくわかるようになります。

周囲への感度が高い人は他人の感情を察しやすくなりますが、「人の顔色をうかがう」などストレスが原因で周囲への感度が上がっているときは、笑っているとか

わだかまった感情を洗い流せば、脳がスッキリ！

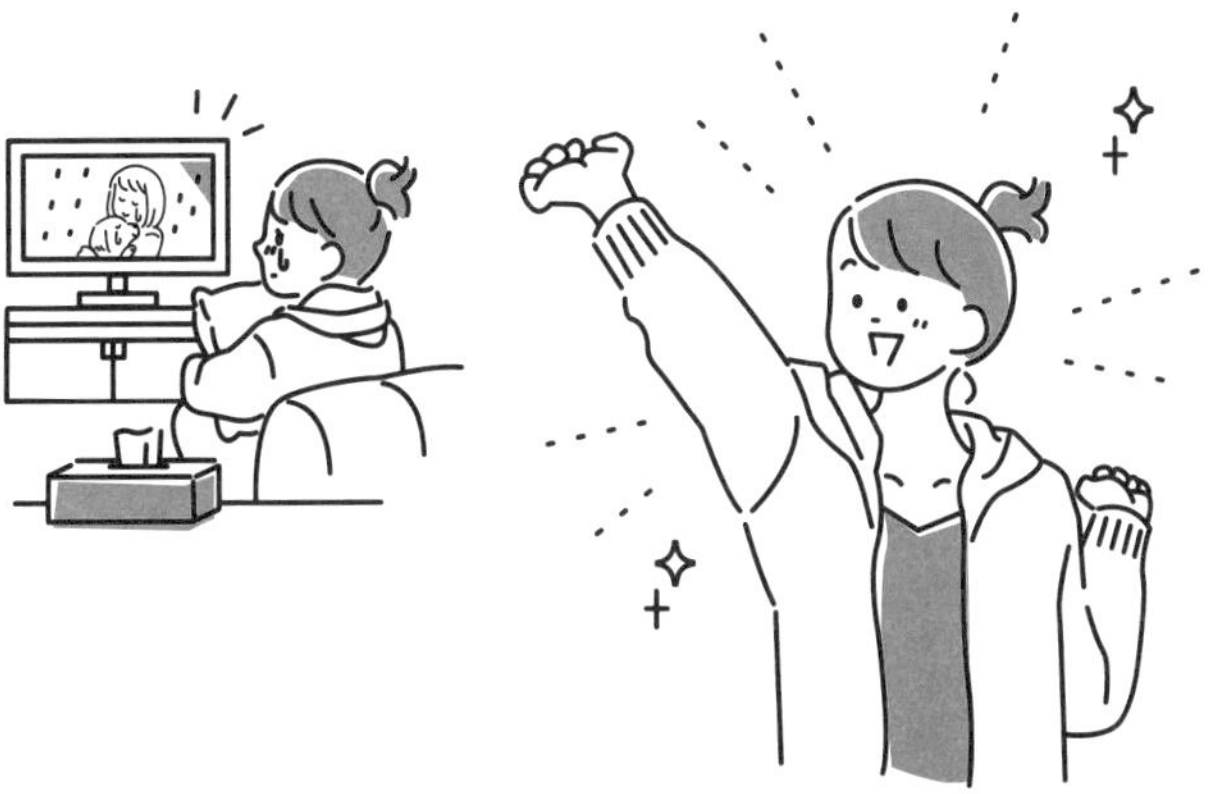

怒っているとか、相手の表情がよく見えていないのです。

目で見ているようで、じつは記憶に依存して推測したり判断したりしています。

ですから、相手のちょっとした仕草から、「あんなふうに言ってきたのは、私のこと嫌いだからだ、どうしよう」とか「昨日仕事でミスしたから怒っているはず」というように、相手の気持ちを決めつけがちです。

ストレスで思い詰めるタイプの人は、1日1回くらい、泣く習慣をつけると、大分世界の見え方も変わってくるのではないかと思います。

気分転換のレパートリーをたくさん用意する

集中力が続かないときの「やることリスト」

オフィスなどで注意が散逸して集中できないときは、今やっていることと違う行動を挟むとリフレッシュしやすいので、気分転換のレパートリーを増やしていくといいです。

1回休んでON／OFFをつけると、集中力を取り戻しやすくなります。

単純なことですが、少し部屋を出てしばらく外をうろうろして戻ってくるだけでも違います。今は禁煙の場所も多いですが、昔だったら喫煙所で一服するのは、そういう意味があったと思います。

気分転換の行動には、次のようなことが考えられます。

・トイレに行く
・コーヒーを飲む
・屈伸運動をする
・ラジオ体操をする
・自分の指輪など、気分が上がるもの見る
・途中まで読んでいた本を1行読む
・ノートのTo doリストを確認する

とくに意味がないムダなことでもいいので、連続した状態のなかに、違う行動を取り入れて注意を移転させることが目的です。108ページで説明した、マインド・ワンダリングの中断にも効果があります。

事前にこうした注意をコントロールするためのリストをつくっておいて、すぐできるようにしておくのがベストです。「集中できなくなったらこれをする」とパターンを決めておくことで、脳のスイッチが入りやすくなるからです。

なぜ違う行動で切替ができるのか？

今やっていることと違う行動を挟むことでリフレッシュできるのは、それまで使っていた脳番地から別の脳番地へ働きが移転するからです。これを脳番地シフトと呼んでいます。

脳の運動系脳番地は他の脳番地と密接につながっており、行動を変えることで五感を通じて新しい刺激がそれぞれの脳番地にインプットされます。

もちろん五感は感情系脳番地にもつながります。

ですから、短い時間でも椅子から立ち上がり、窓を開けたり軽いストレッチをするだけで脳番地シフトが起こり気分転換できます。

五感、運動系、感情系の３つは切っても切れない関係なので、行動を変えれば五感からの新しい情報によって脳の働きも変わるのです。

身体を動かして感覚移転を試みる

気にすると本当に体調が悪くなる

ストレス状態のときは、身体感覚過敏になることがあります。

人間の身体の普通の働きにものすごく過敏になって、不安になるのです。

心臓がドキドキしたり、お腹で腸が動くのがわかったり、のどが詰まっているように感じたり、手がしびれる感じがするとか、こうしたことは体調によって私たちの身体にときどき起こっています。

ところが、そこに強く注意が向いてしまうと、感情系脳番地の扁桃体が興奮して、すごく息が苦しく感じたり、気持ち悪くなったり、このまま倒れるかもしれないとか、死ぬんじゃないかという不安が急激にわき上がってきたりします。

そして、自分が気にしている部分に対応する脳の部位が活発に働いて、ドキドキがおさらまらないとか、貧血状態になったりとか、偏りができてしまうのです。これがひどくなったのが、パニック障害です。

自分の身体のちょっとした変化にも神経質になる人は、ストレッチをしてみたり、肩を回したり、身体を動かすようにしてみましょう。

身体を動かすと、脳の運動系脳番地が、筋肉に動くように指令を出しますから、意に反して心臓がバクバクするなど過剰に反応していた感覚から、体を動かす感覚へ移転させることができます。

痛みやかゆみを軽減する方法

他にも、身体のどこかがかゆくて気になる場合はウォーキングがおすすめです。腕がかゆいといっても、歩いているうちに運動系が優位になり、移動することによって周りの風景が変わったりと脳に別の刺激が加わるので、注意が分散します。

そのため、かゆいことに意識が向きにくくなるのです。

身体のどこかが痛いときは、両手を使って何か作業をしているあいだは、体感が気になりにくくなるので痛みが薄れます。

あやとりをしたり、楽器をひいたり、料理をつくってもいいかもしれません。とくに指先を注意深く動かすと、脳が刺激されて脳全体を効率よく働かせやすくなります。

マッサージを受けるのも有効で、人にマッサージしてもらっているところに注意が移転するので、もともと痛かったところに注意が向かなくなります。

マッサージなら、リラックス効果もあるし、自分で動かなくてもいいので、ストレス状態のときは自分へのご褒美として受けるのもよいでしょう。

瞑想で感情系脳番地を切り離す

気になるものから意識をそらすには？

周りに気をそらすものがあるときに、集中力を取り戻す自分なりのパターンがあるといいです。

たとえば、私だったら行きつけのカフェで作業をするときに、カフェの中がざわざわ騒がしいのは気になりません。でも、ちょっと離れた席に知っている人を見つけてしまったら、びっくりしてそっとお店を出るかもしれません。

「なんでここにいるんだろう？　一人だったみたいだけど、まさか自宅がこっちのほうなのかな」などと気になって、作業に集中できないからです。

知らない人が騒いでいても気にならないけれど、知っている人だといるだけで意識が向いてしまうという場面はあります。

ただ場所を移動できない場合もありますから、そういうときは、瞑想のテクニックを取り入れてみるのがよいでしょう。

瞑想で自分の呼吸に意識を向けられる

私は「瞑想しているときの状態」について20歳のころから自分なりに研究してきました。

瞑想のいいところは、それまで他人や環境に振り回されていた脳の状態から、今の自分に脳をスイッチできることです。

普段、息を吸ったり吐いたりを意識するのは、100メートルダッシュした後でハアハアと息があがっているときや、鼻炎で鼻づまりのときなど、呼吸が苦しいときぐらいしかほとんどありません。

こうした苦しいときは、周囲のことより自分の呼吸に意識が向きます。この原理と同じように、自分の呼吸に意識を向けられるのが瞑想です。

瞑想では、息をゆっくり長く口から吐き、スムーズに鼻から吸う。

これを意識的に繰り返します。

全身の力を抜き、ゆったりと呼吸をし、その呼吸に意識を向けます。

瞑想は自己認知を高める一つの方法です。自分の呼吸に意識を向けることで、まわりに起こっている情報を脳へ入れずに、「我に返る」ことができます。

この脳と体の生理的な仕組みを利用することで容易に、自分を取り戻すことができます。

見えていても脳の回路につながなければいい

瞑想状態で普通に呼吸しているときは、一言でいうと高覚醒のニュートラル状態です。外部からのどんな刺激も感覚として認識しているけれども、自分ではあえて脳の回路には、外部情報を処理するためにつながないのです。

すぐ目の前に人がいるとして、その存在を視覚的に知覚しても、脳の他の脳番地に情報をつながなければ何も浮かびません。

見えていても、「背が低めだな」とか「オシャレだな」とか、伝達系脳番地につなげて発しようと思わないし、ちょっとコミュニケーションをとってみようかとも思わない状態です。

外部からの情報を、感情系脳番地につなげなければ、感情も起こりません。

瞑想修業されたお坊さまは、そういうことを訓練しているのだと思います。

すぐに役立つ、お手軽瞑想法

瞑想にもいろいろなテクニックがありますが、ここでは簡単に実行できるものをご紹介しましょう。

●腹式呼吸法

腹式呼吸で行う方法から紹介します。

ここでの腹式呼吸とは、息を鼻から吸うときに下っ腹が膨らみます。口からゆっくり吐くときに、下腹もゆっくりゆっくりへこんでいきます。

この腹式呼吸をできるだけ、肩や首などからだの緊張をとるように、継続します。

この腹式呼吸を時間があるとき練習します。練習場所はオフィスや電車のなかでいいし、上手になったら歩きながらでも練習できます。

すでにこの練習そのものがお手軽瞑想法です。

●数字瞑想法

この腹式呼吸ができるようになったら、次は腹式呼吸をしながら1から10まで、ゆっくり数えていきます。ただし、数字は、息を吐きながら数えます。

「いーーーち」で長い呼吸、短く吸って「にーーーい」と言いながら呼気をします。

一つの数字で10秒から15秒ぐらいの長さで吐いていきます。

この間、数字と呼吸のことにだけ集中してみてください。

●道順瞑想法

腹式呼吸をしながら、家から出かけて帰るまでの道順をしっかり思い出します。

このとき、2、3日以内に出かけた道順を選んで、自分がもう一度出かけているつもりで光景を思い浮かべながら、歩いた道、移動した過程を思い出していきます。

この3つをしっかり練習するだけでも、自分自身を取り戻せるのはもちろん、記憶力もアップすることができますので、ぜひ、練習してみましょう。

COLUMN

時間とお金を使うことで自分のことが見えてくる

自分の気持ちがわからないと、自分が何に興味があるのか明確になりにくいです。そこで、「自分を知るために」自分に投資することをおすすめします。自分のために時間とお金を使うことで、自分の感情と向き合う機会が増えるからです。

私の場合は、自分が知りたい脳のために、これまで多くの時間とお金を投資してきました。地位や名誉、お金を手に入れることよりも、「脳の真実」を知るために、研究に向き合ってきました。

米国の大学で6年間研究生活を送っていた時の給与は、高卒の初任給程度。米国は契約社会で、30代後半の医師、医学博士、小児科専門医の資格があろうとも、肩書が給与に反映されることはありません。

それでも私は脳の真実を知るために、日本から米国に渡り研究する道を選んだのです。
これが、私が30代のときに行った自己投資です。私の場合は、脳に関することへ投資をしてきましたが、一人ひとり投資するものは異なるはずです。

自己投資した結果は、すぐに得られるわけではありません。10年、20年先に表れてきます。多くの場合は、思いがけないところで、自分の進むべき道を示す「選択肢」の形で返ってきます。

自分が何に時間とお金を使ってきたかで将来の選択の幅に差が出るので、「興味をもつために、まずやってみる」ことも大事です。

何に投資をしたらよいのか判断がつかない人は、深刻に考えず、以前から気になっていたことや、まず嫌でないことを一つ選ぶなどして、時間かお金を費やしてみるといいでしょう。

おわりに──脳のメッセージを読み解く

14歳の時から脳への興味が止まらなくなり、すでに40年以上経過しています。この間、「脳」が私に教えてくれたメッセージは数知れないほどです。

初期の頃は、心理学から脳のことを考えてみましたが、残念ながら脳のメッセージを受け取ることは出来ませんでした。

ところが、小児科医となり、子どもとその子どもの脳と向き合うようになってからは、毎日、脳が生み出す感動的な現象に出会ってきました。

言葉を充分に習得していない子どもでも、ＭＲＩを用いて脳を見れば、その子の感情さえ読み解けるまでになってきました。

いつしか、これは、脳からのメッセージであり、脳の常識なのだと気がつきました。

私の見ている脳の世界が、脳の新常識として認知されることが必要だと考えるようになりました。

すべての人の脳の成長過程は異なっています。

しかし、同じ学校、同じ教科書で学び、同じテストを受けている間に、いつしか人は、他人と自分を同じように見てしまっているのではないでしょうか。

私が見てきたひとりひとりの脳は、「私の感情はここです！」と訴えていると読み取れます。

あなたの脳には感情が宿っているのに、人はなぜ、感情を表に出せないのでしょうか。

脳には、感情を表に出せない理由まで表現されています。

人の感情は、脳の成長とともに発達するのです。

ここに一つの驚くべき出来事を紹介します。

若い頃、ある病院の患者さんは、ほとんど大脳がなく、感情系脳番地と脳幹、小脳が脳の主要な部分を占めていました。ある看護師の方が、毎日毎日、彼女に話しかけ、体をさすりながらケアをし、それを根気よく続けていました。ある時、その過程をＭＲＩで、偶然にも見比べることができました。全く感情を表に出しているとは思えないその彼女の感情系脳番地は、形態的にも大きく発達していました。その看護師の方には、彼女の感情の変化が分かっていたのだと思います。

それまで、「記憶は脳で発達する」ということを見つけただけでも、興奮していたのですが、「感情は脳で発達する」ことまで、脳からメッセージを受け取り、不思議な気持ちに自分が包まれたことを記憶しています。

私の使命は、脳のメッセージを世に伝える伝道師です。

本書が、感情をうまく出せない人のために、少しでも役立ち、自分の人生をより意味のあるものにしていただけたら、この上ない喜びです。

加藤プラチナクリニック院長・脳内科医　加藤俊徳

〈著者紹介〉

加藤俊徳（かとう・としのり）

新潟県生まれ。脳内科医、医学博士。加藤プラチナクリニック院長。株式会社「脳の学校」代表。昭和大学客員教授。MRI 脳画像診断、発達障害・ADHD の診断・治療の専門家。脳番地トレーニングの提唱者。
14 歳のときに「脳を鍛える方法」を知るために医学部への進学を決意。1991 年、現在世界 700 カ所以上の施設で使われる脳活動計測「fNIRS(エフニルス)」法を発見。1995 年から 2001 年まで米ミネソタ大学放射線科でアルツハイマー病や MRI 脳画像研究に従事。ADHD、コミュニケーション障害など発達障害と関係する「海馬回旋遅滞症」を発見。帰国後、慶應義塾大学、東京大学などで脳研究に従事し、脳の学校を創業、加藤プラチナクリニックを開設し、独自開発した加藤式脳画像診断法 (MRI 脳相診断) を用いて、小児から超高齢者まで 1 万人以上を診断・治療。現在、加藤プラチナクリニックの ADHD 専門外来では、ADHD コンプレックス (併存疾患型 ADHD) を疑われる人の得意・不得意な脳番地を診断し、学習指導や適職指導など、薬だけに頼らない治療を行う。
著書には、『アタマがみるみるシャープになる!! 脳の強化書』(あさ出版)、『部屋も頭もスッキリする！片づけ脳』(自由国民社)、『ADHD コンプレックスのための脳番地トレーニング』(大和出版)、『大人の発達障害』(白秋社) など多数。

「脳番地」（商標登録第 5056139 ／第 5264859）

著者による MRI 脳相診断や治療および助言を希望される方は、
加藤プラチナクニック（電話 03-5422-8565）に連絡してください。
●加藤プラチナクニック　https://www.nobanchi.com
●株式会社　脳の学校　https://www.nonogakko.com

「優しすぎて損ばかり」がなくなる
感情脳の鍛え方

2021年6月16日　　第1刷発行

著　者――加藤俊徳
発行者――徳留慶太郎
発行所――株式会社すばる舎
Subarusya
東京都豊島区東池袋3-9-7 東池袋織本ビル　〒170-0013
TEL　03-3981-8651（代表）　03-3981-0767（営業部）
http://www.subarusya.jp/
印　刷――ベクトル印刷株式会社

落丁・乱丁本はお取り替えいたします。

ISBN978-4-7991-0931-1